防治疾病的智慧

鲜为人知的故事

高宣亮　秦洁贞　编　著

人民卫生出版社

图书在版编目（CIP）数据

防治疾病的智慧：鲜为人知的故事/高宣亮，秦洁贞编著. —北京：人民卫生出版社，2013

ISBN 978-7-117-18411-3

Ⅰ.①防… Ⅱ.①高…②秦… Ⅲ.①疾病-防治-普及读物 Ⅳ.①R4-49

中国版本图书馆 CIP 数据核字（2013）第 271225 号

| 人卫社官网 | www.pmph.com | 出版物查询，在线购书 |
| 人卫医学网 | www.ipmph.com | 医学考试辅导，医学数据库服务，医学教育资源，大众健康资讯 |

防治疾病的智慧

——鲜为人知的故事

编　　著：高宣亮　秦洁贞

出版发行：人民卫生出版社（中继线 010-59780011）

地　　址：北京市朝阳区潘家园南里 19 号

邮　　编：100021

E - mail：pmph @ pmph.com

购书热线：010-59787592　010-59787584　010-65264830

印　　刷：三河市双峰印刷装订有限公司

经　　销：新华书店

开　　本：710×1000　1/16　印张：14

字　　数：175 千字

版　　次：2013 年 12 月第 1 版　2013 年 12 月第 1 版第 1 次印刷

标准书号：ISBN 978-7-117-18411-3/R·18412

定　　价：26.00 元

打击盗版举报电话：010-59787491　E-mail：WQ @ pmph.com

（凡属印装质量问题请与本社市场营销中心联系退换）

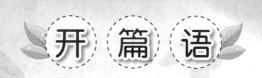

1. 大脑是人体中最易得病的器官

当大脑病了，会发生什么事？

一个正常的人是没有什么令人感兴趣的情节让作家们好写的；各种心理障碍的人物，往往成为文学艺术家描写的对象。

2. 造成医生的误诊，是什么原因

因每一个人的病情都不一样，即使是同一种病也是如此。可是在死亡记录上却千篇一律地写着：死于心脏病、肺气肿、癌症等常规的几种病，因为所有的病最终都是停止心跳和呼吸，这科学吗？

3. 医生和患者是什么关系

当代美国精神医学大师欧文·亚隆在写心理治疗小说《当尼采哭泣》中说：著名的心理医生布雷尔，在治疗被称为病床上的哲学家尼采时，他羡慕尼采的自由。医生表面上有着和谐的生活和巅峰的事业，然而内心中却潜藏着对女患者的性幻想和种种不理想的生活。他在心理冲突中体会到尼采的痛苦心理。这时候布雷尔是医生，也是患者，他们共同探索自我生命的价值。

尼采说："死亡的最终报酬是不必再死一次。"

为什么要听医生的，但又不能全听医生的？

4. 你听说过："癌症患者是吓死的，糖尿病患者是愁死的。"这句话吗？这说法是否正确

崔永元在主持"实话实说"中关于陆幼青的《死亡日记》节目，详细

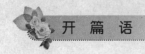

地记录了患癌症到死亡的经历,发人深省。

人体中大部分的葡萄糖,都供给了大脑作为营养(大脑消耗的能量占身体的80%),然而糖尿病患者最怕是吃糖(主食也一样)。大脑缺糖,容易出现抑郁症。真是"治好了驼背,变成了瞎子。"

5. 营养学家败坏了你的胃口,被誉为会吃的中国人变成不会吃了,为什么

我们都不知道自己的身体里缺少什么? 该吃什么?

6. 你是否听说过"法国悖论"和"美国尴尬"

没有不好的食物,只有不好的吃法。

三位一体的食、药、毒,分别是维持、改善、破坏新陈代谢。

7. "不干不净,吃了没病"这话对否

洁癖是一种病态(属于强迫症)。拿饮水来说,水在身体中,要经过27道过滤关,才能到达细胞内部;假如只喝纯水,这些功能就会衰退,而且还阻断了矿物质的供给通道,因为喝水不仅仅是解渴。

8. 听一听长寿而健康的10位百岁老人的故事

他们是:季羡林、巴金、张中行、叶圣陶、马寅初、陈立夫、罗素、谢冰心、钱伟长和费孝通。

9. 书中描述了古今中外著名的精神病患者

他们每一个人都含着有趣的故事。

10. 伟大的德国哲学家康德说:"我们要敬畏头顶上的星星和内心的道德律。"

以人为本,而不是以病为本。

治病的大药方是愉快的心情,是健康的大脑!

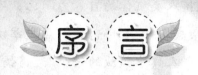

序 言

我们的地球是一块烙得很不好的烙饼；一半烤焦了，一半还没有熟。拿疾病来说，一边是缺医少药，看病难，看病贵；一边是治疗过头，人为地造成疾病。

中医批评西医是："头痛医头，脚痛医脚。"

这有一定的道理。

但是近代和现代医学的进步，医学从形而上学的阴影中走出来，用后现代的达尔文医学来诠释和治疗疾病，强调大脑对身体的主宰地位，发展了现代的神经和精神科医学。这可以从 20 世纪以来，获得诺贝尔生理和医学奖的成果中看出。

人们现在非常看重诺贝尔奖并崇拜其得主，是由于诺贝尔奖在科学发展的历史中发挥着极其光辉和重要的作用。在百年诺贝尔奖中，人们从最初对物理和化学奖的重视演变为对生物或医学奖的重视，因为后者对人们的生活更是息息相关。从生物或医学奖的得奖项目来看，逐渐从人体器官的个别研究，发展到对人体的整体研究，即对大脑作用的研究。

历届诺贝尔生物或医学奖中，有关神经传导和大脑作用的项目，特别是跨世纪前后的数年内，最引人关注。

科学的发现，一般先由原理或理论先行，随后发芽、开花、结果。

人为什么会生病？疾病和大脑的关系又是什么？

医学统计指出，大约有 $60\% \sim 70\%$ 的疾病可以不药自愈。自愈力

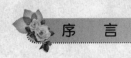

是一种生命的本能。最终治好疾病的不是药物，而是人们自己。医生治病，只是激发和扶持人类机体的自愈力而已。

德国的《生机》杂志在2006年刊登一篇文章说，人体中有30多种激素帮助你自愈，这是人体中蕴藏的一个"大药铺"。

人体内还有一个自己的"私人医生"，这就是自愈系统，它包括：免疫力，排异能力，修复能力（愈合和再生能力），代偿能力，内分泌调节能力，应激能力等。

这个私人医生及时调动药铺中的各种激素，进行"配药"和"用药"。

有许多人不相信自己体内的私人医生，非要自作主张，乱投医、乱吃药，结果使本来可以自愈的病成为不治之症。

大脑的健康和不药自愈有很大的关系。快乐是人体健康的大处方。喜悦的情绪能增强大脑皮层功能和调节每个神经系统，促进相应的激素分泌。

有人说："九十活不过，那是自己的错。"

人的习惯和生活方式对健康非常重要。人到了老年，身体的各个器官都同时衰老，这时候需要有一个坚强的大脑来统治和协调全身各个器官的活动。

60～70岁是人的"多事之秋"，所以定60岁为退休年龄比较合适。到了85岁，身体已经调整和适应机体的能力，反而处于较为稳定和正常的状态之中。

最怕的是人老了，思想还没有成熟，还没有建立起正确的人生观和世界观。

躯体的病变是看得见，摸得着的，医生的诊断可以非常明确。然而心理健康是说不清，道不明，剪不断，理还乱。心理疾病不属于常规的医疗范围，资深医生认为，疾病80%～90%都与心理因素有关。

所谓的亚健康,更多的是指精神不健康。

亚健康状态更多的是由于精神不健康所引起的状态,或者是由于精神不健康而使身体发生不正常的病理变化。

中国和世界先进的医疗技术相比,尚有一定的差距,差距最大之一,要算是神经症和精神病的治疗,因此本书的大脑疾病单立一篇,占了全书 1/4 的篇幅,也算是本书的特色。若有不当之处,请专家指正。

防治疾病是一本讲不完的故事,每一个患者又都是一篇精彩的故事。本书的作者也是一名患者。但是我们要讲的故事,不是人尽皆知的一般性故事,而是鲜为人知的故事。

这是一面镜子,对照自己,可以给人以深刻的启迪和教益,教你如何防治自己的疾病。

高宣亮　秦洁贞

2013 年 11 月

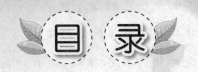

目 录

第一篇 健 康

本篇主题

什么是健康?

健康是评价生命质量的依据和标准,

人生的各个阶段,其标准是不一样的。

对生命质量的最新说法是:"生得好,活得长,病得晚,死得快。"

健康不仅仅是指身体,也包括思维各个方面,

表现在心智成熟和身体协调。

希波克拉底说:"患者的本能就是患者的医生,

而医生只是帮助本能的。"

中庸之道是中国传统哲学中最深刻的思想之一,

是中国的《圣经》,非常适合健康的定义。

虽然长寿只是个主观愿望,但是健康才能长寿。

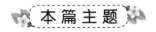

第二篇　大　脑

本篇主题

大脑是身体交响乐的指挥。

大脑是灵魂居住的宫殿。

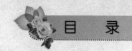

人的身体到青壮年以后就开始衰败了，而灵魂的成长却是无止境的。

大脑本身的重量仅占全身的 2%，但消耗的能量却占 80%，因此大家将吃饭叫"喂脑袋"，一天不吃饭饿得慌。

人体的器官都能换，如换心、换肺、换肾、换肝，但是没有听说过换脑。假如真能换的话，还不如死了好，因为脑袋换掉了就不是你了。

第三篇 身 体

本篇主题

　　身体各器官在大脑的统一协调下，进行新陈代谢、平衡运转，是健康的保证。

　　器官的疾病各有其原因和特点，要掌握发病的规律，同时预防高于治疗，例如癌症和艾滋病。高血压和糖尿病发病后，能够控制住。

　　身体容易衰老，而思想不易衰老。文中列举了10位长寿又健康的百岁老人事迹。

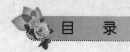

第四篇　环　境

 本篇主题

空气、水和食物是人体赖以生存的外部环境。

身体四周充满了不安定的危险因素，例如：致病微生物、毒物、身体免疫系统自身的缺陷。

人类能够战胜疾病吗？

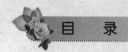

第一篇 健 康

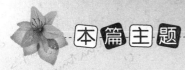

本篇主题

什么是健康?

健康是评价生命质量的依据和标准,人生的各个阶段,其标准是不一样的。

对生命质量的最新说法是:"生得好,活得长,病得晚,死得快。"

健康不仅仅是指身体,也包括思维各个方面,表现在心智成熟和身体协调。

希波克拉底说:"患者的本能就是患者的医生,而医生只是帮助本能的。"

中庸之道是中国传统哲学中最深刻的思想之一,是中国的《圣经》,非常适合健康的定义。

虽然长寿只是个主观愿望,但是健康才能长寿。

一 风中的蜡烛

生老病死是人生的四个过程。有些人很不幸,没有等到老年就死了。

人人都在追求幸福,人生的幸福有主观的感受,也有客观的标准;客观的标准是评价生命质量(或生命价值)的依据。

美丽的英国王妃黛安娜原本是一个幼儿园的阿姨,19 岁嫁给了王子,但是并没有像《灰姑娘》那样有美丽的结局。17 年后,一场车祸使她香销玉殒,全世界十亿人收看了她的葬礼。在黛安娜的葬礼上,英国著名歌手艾尔顿·约翰演唱了一首歌曲《风中之烛》(又名:《别了,英格兰的玫瑰!》)。这是歌手为美国影星玛丽莲·梦露去世后专门创作并自己演唱的著名歌曲,这两位都是影响了一代人的绝代女性。

像这首歌曲《风中之烛》那样,人类的生命恰似风中的蜡烛,随时都会熄灭。哲学家说,死亡的因素根植于生命开始的时候,伴随着生命的进展,死亡也慢慢地来到,只是人们不愿意看到或是想到这样的结局,变为"希望"的幻想。

 ## 1. 生得好,活得长,病得晚,死得快

每一个人都希望活到老,但是他们又怨恨老年的到来。有四个原因使老年产生怨恨的原因:首先,是老年使我们离开了毕生从事的事业;第二,老年使我们体弱多病;第三,老年剥夺了几乎所有的享乐;最后,老年使我们即将面临死亡。

但是,老年并没有如此悲惨。著名作家奥斯卡·王尔德说:"老年人的悲哀不在于他生理上的老化,而在于他思想上没有达到成熟。"

其实,在生命的活动中,疾病一直在陪伴着我们,并不仅仅是到了老年,疾病才寻上门来;在赴黄泉的路上,不分男女老少。但是,我们这个设计得十分精巧的身体上,为什么还会留下这么多的弱点,让我们遭受疾病的痛苦?

我们讨论死亡问题,是为了更好地活着。如果一个人不为生而忙碌,便是在为死亡而铺路。青年人要学会不怕苦,老年人应该学会不怕死。16世纪法国的蒙田说过:"让给别人空间,正如别人让给你一样。"

古代哲学家伊壁鸠鲁斯认为,死是与我们无关的事情,他说:"因为我们存在时死亡不会降临,等到死神光临时,我们就又不存在了。"

现在,我们又回到开头的人生的四个过程,关于生老病死的问题,怎样来评价生命质量的客观标准?

对于生命的质量最新的说法是："生得好，活得长，病得晚，死得快。"

世界卫生组织经过研究和统计得出的结论是，个人健康取决于下列因素：

(1)父母遗传因素占 15%；

(2)环境因素占 17%（其中社会环境占 10%，气候和自然环境占 7%）；

(3)医疗条件因素占 8%；

(4)个人生活方式占 60%（其中合理膳食约占 17%，心理平衡约占 30%，其他约占 17%）。

在以上的诸多因素中，心理平衡因素的比例最大，可见健康的钥匙掌握在自己的手中。

2. 911 恐怖事件幸存者

一般来说，疾病可分解为七分精神三分病，心理情绪的协调与抒发能使疾病大为改善，精神疾病更是如此。美国联邦健康署报告：2001 年经历"911"恐怖事件袭击的 8418 名幸存者在精神方面遭受了巨大的刺激，大部分人出现了精神抑郁、焦虑不安和呼吸系统疾病，其中主要是心理疾病，其次才是呼吸道疾病和其他疾病。可见心理负面影响的重要作用。

在医学上有一种叫"重大创伤后遗症"的疾病，是患者经历、目击，或被迫面对构成身体或生命威胁的意外事件，包括地震、洪水等自然灾害，以及车祸、暴力、性侵害、战争等人为灾难，而且是足以引起强烈的害怕、无助、恐怖之情绪感受。患者在经历重大创伤事件后，有睡眠品质低落、暴躁易怒、过度警觉及惊吓反应等症状，且症状持续一个月以上尚未改善，给患者带来痛苦，以至于影响其正常生活。

对待同样的生理和心理的创伤，人们的心态竟有天壤之别，我们可以举出几个杰出的长寿老人，如费孝通、肖乾、张中行、巴金、马寅初、梁漱溟等人，他们都具有一颗宁静的平常心，战胜了对寻常人难以接受的身心考验，不仅在事业上作出了贡献，还成为百岁老人。

　　人和人之间,基因有99.9%是相同的,体质和体能的相差也很有限;法国哲学家和数学家笛卡尔认为,除了极聪明和极愚笨的以外,人的智力相差不大,但是人生的道路和结局却是何等巨大的落差! 要细究分析起来问题很多,但最主要的是心态不同,也就是思维方法不同。

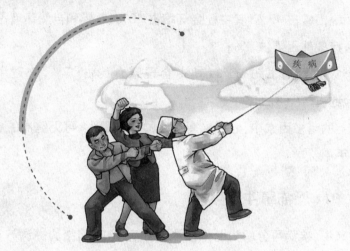

　　对待疾病的良好心态是:对自己的健康有一个正确的评估,有主见,不轻信。疾病既来之,则安之,心情平和。投入积极的治疗,要听医生的,毕竟医生比你懂得多也实践得多,除非你另有高见,那也要与医生商量。

　　抱着这样的心态,人体能够把全身的各个系统、各个层次、各个方面的免疫力、抵抗力,充分地调动整合起来,形成极为强大的对付各种细菌、病毒、癌细胞和外来入侵的病原的综合抵抗能力,使全身的生理功能稳定,正如中医所说的"邪不压正",使疾病不会发生,一旦发生了也能够很快康复。

　　许多抗癌明星的典型例子是,由于这些癌症患者都具有良好的心态,调整了自身的免疫力,最后战胜了癌细胞。相反的例子是有人刚听到自己得了癌症,一下子就"谈癌色变",以为自己不久离开人世,悲观失望的情绪引起交感肾上腺系统兴奋,分泌出儿茶酚胺和阿片样物质,除引起一系列心血管反应外,还使神经免疫调节障碍造成的天然杀伤细胞活性和T淋巴细胞转化率下降,使日后癌症和其他疾病发生率明显增高。

要善待自己

被尊为医学之父的希波克拉底说："患者的本能就是患者的医生，而医生只是帮助本能的。"

怎样对待患者的本能呢？他再三告诫："要爱护它，不要伤害它。"

也就是说，要善待自己，不要和自己过不去。

在我们的身体里，没有任何地方、任何器官是永远不出毛病的。每一个门诊值班医生，每天都要遇到各式各样的患者，医生都要从患者的口中了解患者的病情如何。其实最了解自己的，包括精神和肉体，应该是患者自己。

一位具有高科技知识和资深的医生十分坦率地说，当我罹患需要高级和专门的技术治疗的重症时，我会去寻找该部门的医学专家来诊治。但我不会期待他们能够了解我的观点，我对我自己以及所爱的人的期盼，我的精神面貌以及我对生命的哲学思考。因为这些不是医生必须了解的项目，也不是他们需要达到的水平。

医学的目的一直是帮助患者，而不是去帮助人类。

为什么我国经济发展了，物质生活水平提高了，有些人反而死得更快了。许多人认为：现在有些富贵病，如心脑血管病、肿瘤、糖尿病等是由于经济发达了，人民生活富裕了造成的。其实这是由于人们对健康知识缺乏而造成的。知识也是健康，而且是更大的健康。

过去对富人的印象大多是丰衣足食、大腹便便，这也是地主和资本家的写照。然而现代社会正好相反，由于社会的食品丰富，穷人也吃得起鸡、鸭、鱼、肉、蛋，每天白米、白面，而且工作也不劳累，如电梯工、门卫、自动化车间工人等，他们大多很胖；而有钱人，如资本家，吃得很精，往往挑肥拣瘦，经常到山岳、海滨度假，从事各种休闲和娱乐活动以及高档的体育锻炼（如冲浪、高尔夫球、摩托艇等），并且通晓健康和自我保健知识，因此身体结实，而且精神抖擞。

人的不同年龄阶段,对健康的要求也是不同的。譬如说,身体锻炼对不同的年龄阶段都是需要的,但是不能要求老年人和青年人一样地锻炼。过去我认识一个姓赵的图书馆管理员,年龄 50 多岁,身体看起来很好,每天清早起来跑步,不论冬夏和天气好坏,都不改变跑步的习惯,他已成为同事们称赞的榜样。突然有一天噩耗传来,赵老头不幸在跑步中突然去世。

人们对运动和体育锻炼过分地、盲目的热心,实际对健康适得其反。有些过度训练的运动员,最后都出现了严重的慢性疾病,被称作"超负荷训练综合征"。他们都表现出一些"过分氧化"的症状,而超负荷训练综合征的一些症状,与那些肌肉纤维痛患者的症状惊人地相似,是由于神经传导机制出了问题而引起内分泌失调所致。

1. 长寿村变成短命村

日本富士山附近的野原乡,过去一直享有世界长寿村的美誉,后来突然变成了"短命村"。究其原因,是因为他们过分宣扬了"少肉多菜"的长寿经验,使乡里一些人对肉食之类产生误解。他们为了保持这一良好的名声,人人怕吃肉而偏食蔬菜,使不少人患上营养不良症而短命去世。

日本冲绳县的长寿老人,几乎每天都吃猪肉,还爱吃猪内脏。全县人的血液胆固醇高于日本人的全国平均值水平(没有指出胆固醇有好坏之分)。学者认为,这正是冲绳人长寿的秘密。

我在 20 世纪 80 年代曾经组织老记者李红毅编写了《百岁老人长寿保健纪实》一书,他曾访问了北京地区 21 位百岁老人的生活经验。他们的饮食习惯各式各样:有爱喝粥、爱吃肥肉、爱吃豆腐、爱吃咸的、爱喝酒、爱吃姜、胃口好什么都吃……,根本无规律可循。因此,无论是素食、荤食、还是杂食的长寿者的饮食经验,我们都不能生搬硬套,应该结合自身的体质和特点,注意饮食营养的平衡。

有人请教著名的学者叶圣陶的长寿之道,叶老风趣地回答道:"我抽烟,喝酒,不爱运动……"

长寿之道除了饮食习惯之外，一定有更重要的因素存在着。我研究了此书中所有的长寿老人，都有两种共同的原因：第一是年轻时吃过苦（包括劳动、挫折而不灰心、身心受到锻炼）而老来享福（综合的成功因素包括物质和精神的主、客观条件）；第二是心理健康。

古希腊哲学家芝诺说："最好的朋友就是自己。"但是往往自己不了解自己。

英国哲学家罗素说："要读好书，要读'无用的书'，不要只读'有用'的专业书。"

这怎么讲？书是外在的，你必须自己去占有它。如果不去占有，它永远不属于你。怎么占有呢？就是去阅读。

医学知识是最适合自学的一门科学，尤其是中医药学，老中医大多是自学成才。大夫一词是指古代的士大夫，即读书人（知识分子）。读书人可以成为医生，他们有写医方的能力。现在中国已普及中等教育，具有一些生理卫生和医药学知识，再加上自己的健康和防病需要，对自己的身心健康一定会有比较正确的认识，但是事实并不完全如此。

2. 医生最怕遇到疑病性神经症患者

一位有经验的医生对我说，他最怕遇到患有疑病性神经症的患者，这些患者以过分关心自己的身体健康为特征。他们对身体上的感觉和征象作出不正确的解释，并伴有焦虑的一种神经表现。对身体任何部位的不适感觉十分敏感，因此产生严重的猜疑。这种患者过分看重身体如心率、消化系统、性功能、营养状态、白细胞计数等检测报告，他们对全身各处任何轻微的"异常"都不放过。不少患者还特别留意媒体的医药物广告内容，广泛阅读医学书刊，也特别重视养生之道，但是仍然"毫无主见"。

患者自认为自己患有某种不存在的疾病，确信有足够的根据，推理也合乎逻辑。这种患者完全不能接受医生的解释，表面上认同医生处方，实际上自有主意。他们到处求医问药，抱怨家属不体贴不照顾。与领导、同事和福

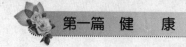

利部门发生纠纷,对医生和医院不满意。

这样的患者,已经属于神经症的治疗对象,其行为较轻的患者在人群中比例还相当大,他们成了药物广告和医托们寻觅的对象。

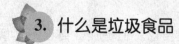

3. 什么是垃圾食品

从 1982～2002 年,短短 20 年间,我国居民高血压、糖尿病等慢性病的发病率急速攀升。中国突然就变成了全球第一"肥胖"国、第一"慢性病"大国。中国居民代谢综合征从较少升为"世界第一"(可能是指大城市中的人口数据)。

过去大家认为,导致慢性病高发的原因很多,例如缺乏锻炼、蔬菜和水果吃得太少、环境恶化等。但是大家说得最多的是大鱼大肉。但是现在专家提出一个惊人的看法,指出最大的原因是精制米、面和糖的摄入量过高,才是我国居民慢性病高发的真正"祸首"。

我国 20 世纪 70 年代前吃粗粮,80 年代吃标准粉,90 年代吃富强粉,现在吃精白粉和精白米。所吃的米、面和主食点心等越来越精细,米、面中所含的营养成分包括维生素、矿物质和纤维素等荡然无存,只剩下空白的热量。20 年以来,中国居民的大部分营养素摄入量在下降,包括蛋白质(氨基酸)、维生素 A、维生素 B 族、维生素 C、钙、铁等,特别是城市居民,营养状况每况愈下。

为什么精白米、面会成为真正的"垃圾食品"? 进一步解释如下:在化学结构上,淀粉也是糖,精制淀粉的血糖指数更高。糖摄入身体后需要胰岛素进行运载。现代内分泌学指出,食用过量精制糖和淀粉会刺激胰岛素大量分泌,引起血糖大幅度波动,使血糖先升后降,并使营养素严重缺乏。血糖大幅度波动(低血糖时)会导致饥饿感进而暴饮暴食,营养素严重缺乏则导致代谢障碍。胰岛素是制造脂肪的引擎,它可以把糖转化为脂肪储存起来。所以,高糖饮食会产生肥胖。相反,进食脂肪不会引起胰岛素分泌和血糖波动,因为脂肪的血糖指数通常为零,所以不会引起暴饮暴食,也不会开启制造脂肪的引擎。因此,与现在流行的常识相反,高脂饮食不会导致肥胖。美国人多吃面包少吃肉,结果越吃越胖,而喜欢吃肉的法国人,身材却保持得最苗条。日本人吃米、面等主食较少,爱吃"寿司"(一种将紫菜和米饭制成的点心)、鱼类、豆腐,所以较为健康和长寿。

2006 年 5 月,国家发改委会公众营养与发展中心,根据我国营养结构的缺陷而着手制订提高米、面中的营养成分的标准起草工作。在主食米、面粉中添加人体所需的营养元素,解决传统食品中维生素 A、B_1、叶酸、铁、钙、硒等的缺乏。20 世纪三四十年代起,世界上已有 80 个国家开始了强制面粉工作。现在我国已有 74 个企业,生产强化面粉。不久,我国将公布强化面粉的国家标准。

三、中庸之道

中庸之道是中国传统哲学中最深刻的思想体系之一。被誉为儒家的圣经《四书》,包括《大学》、《中庸》、《论语》、《孟子》,其中《大学》只起到一个序的作用,《论语》和《孟子》是实践篇,作为人类行为的准则,《中庸》是最重要的。

中庸不是折中主义思想,希腊哲学家也提倡"中道"学说。结合到对医学和健康教育的认识,就是不偏不倚,正确认识。

现在健康教育跟不上时代的科技进步,许多陈旧的观点,甚至是谬误的"悖论"充斥于市,例如有些不正确的食物相克和一些打着"科学"招牌骗人的医学广告比比皆是。这一点也不奇怪,因为人类的认识就是在真实和谬误之间往复前进。

1. 没有不好的食物,只有不好的选择

任何具有营养成分的食物都是很好的,都是一首赞美诗,但是如果宣传过分或是强调过分,那就令人厌恶,目前保健食品的商业炒作,使人缺乏信

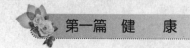

任感,因此必须加强立法和管理的力度。

在医学、药学和健康教育的宣传上存在着三种类型,一是明白的,二是含糊的,三是胡扯的。

明白的:

● 禁烟、限酒、适量运动。

● 治病先动脑,重视大脑的作用。

● 对每一个人的健康来说,预防比治疗更重要。

● 医生要增加对现代营养学的知识学习。

法国的生化学家、诺贝尔奖获得者 A·卡累尔说:"除非今天的医师变成明天的饮食专家,否则今天的饮食专家将变成明天的医师。"

可见营养学对保健的重要。

含糊的:

● 任何强调局部知识概括为全面的认识,都属于含糊的概念。例如强调药物或食物中某一成分(黄酮类、多糖类、营养物质等)并用一套抽象的现代理论作宣传,没有质量标准和舍量的概念,更没有批准文号和全面的、详细的生产信息。

● 仅宣传成功的个案,没有治愈率。仅有奇迹,没有失败和无效的案例比率。

胡扯的:

● 宣传类似"返老还童"般的功效。

● 宣传此药能治愈一切退行性慢性病。

● 将特殊病例说成是普遍规律,说某某人吃了我的药治好了这种病,因此,你也快来吃我的药吧。

● 拉大旗做虎皮,虚张声势。

● 利用老百姓的一知半解来宣传貌似正确的伪科学。例如将银杏叶和红豆杉的树叶用来泡茶喝,前者用来治疗心脏病,后者用来治疗癌症。岂不知银杏叶中的黄酮、双黄酮和萜类等活性成分用水是泡不出来的;红豆杉中的紫杉醇含量极低,只有二十万分之一左右,要达到抗癌的疗效,要吃掉好几棵大树才行!

2. 认识的两个误区

量的概念中,有质量和数量之分。关于食物的营养,许多人只重视质量,轻视数量,例如油条,几乎没有人说它的好话,世界卫生组织发表的文章中将油条说成是第一个垃圾食品。过去由于油条存在着使用地沟油和明矾而受到奚落,即使炸油条的油是清洁的,那也是含脂肪太多的食物。但是好吃的食物大多是含脂肪量多的,例如冰淇淋、奶油蛋糕、烤鸭、饺子(不是杨白劳过年吃的那种缺油的饺子)、炸薯条、红烧肉、巧克力等。具有正常食欲的人,能避得开脂肪食物的引诱吗?问题在于吃多少!不要厚此而薄彼。没有不好的食物,只有不好的吃法。假如每周吃一次安心油条,不应该受到批评,毕竟油条是中国人最受欢迎的早点之一,要比冰淇淋和巧克力更健康些。

与对食物的重视质量的概念不同,人们对寿命的概念更重视数量,而忽视质量。人人都在歌颂和希望长寿,希望活到 100 岁,却不谈如何提高生活的质量。

有一首歌谣说道:"不到九十九,一个也不许走;到了九十九,继续开步走。"

谁能够断定,自己能活多久?

尼采说:"死亡对人的最大奖赏是,你不必再死一次。"

在绝望中,人们寻求安乐死!但是死也不容易。美妙而有尊严地活着更不容易!是要用毕生的精力去追求的。

四、有些人活着和死了一样

生命的成就虽无法增加寿命的量,却能改变生命的质。

11

现在许多研究老年病的学者都在津津乐道地说,人类的寿命可以活到150 岁,并提出科学的根据是动物的寿命是其生长期寿命的五倍,人的智齿到 30 岁左右才长出来,那么 30 岁乘 5 倍就等于 150 岁。其实,对于没有能力过美好和幸福生活的人来说,如果他们活到了 800 岁,他们也会觉得老年的烦恼不比 80 岁的时候少。岁月流逝,不管活多久,一旦逝去,都不能慰藉庸碌之人的晚年。

1. 《童僧》的故事

俄国诗人莱蒙托夫写过一首叫《童僧》的长诗。说的是在兵荒马乱的年代中,寺庙里的老和尚养育了一个被将军遗弃的孤儿。这个孤儿就成为一个小和尚,每天过着寂寞而严格的寺庙生活。随着时间流逝,他渐渐地长成青年和尚。这个青年和尚开始不满足自己的单调生活,对外面世界发生强烈的好奇。终于有一天,禁锢的心灵爆发了,他偷偷地跑出了寺庙,过了三天对他来说是惊天动地的生活,尝遍了战斗、爱情和风暴的遭遇。最后在与豹搏斗中遍体鳞伤地又返回寺庙。在老和尚的怀里,这个青年和尚临终时说道:"我这三天胜过庙中的一辈子,我现在可以死而无憾了。"

这个故事告诉我们,有的人虽活着,和死了一样。

更为令人感动的是,苏联作家莱蒙托夫,只活了 27 岁,最后与人决斗身亡。他成熟期的创作活动只有短短四年,但是他丰富的作品(代表作《当代英雄》)对俄国文学作出了巨大贡献,在世界文学史中也是极光辉的。老托尔斯泰叹息道:"如果莱蒙托夫活着,那我和陀思妥耶夫斯基就也不必存在了。"

我们每个人到世界上来一趟,是为了成就一个独特的我。我们长寿而健康的目的也就是为了这个目的,而不是到世界上来消耗地球的能源的。

2. 人活着为了什么

王小波的夫人李银河说:"人都是贪婪的,真正修炼到没有欲望境界的人百不存一,凤毛麟角。李叔同是一个,卢梭是一个,尼采是一个。他们摆脱了所有的诱惑,摆脱了所有的人际关系,一世独立,一个人去面对自己的生存和死亡。"

人本主义心理学的创始人马斯洛说:"人要满足五个层次的生理和心理需要,"他们是:

生理需要:呼吸、水、食物、睡眠、生理平衡、分泌、性。

安全需要:人身安全、健康保障、资源所有性、财产所有性、道德保障、工作职位保障、家庭安全。

感情与归属需要:友情、爱情、性亲密。

尊重需要:自我尊重、信心、成就、对他人尊重、被他人尊重。

自我实现需要:道德、创造力、自觉性、问题解决能力、公正度、接受现实能力。

马斯洛后来又加了两个层次的需要:求知需要、审美需要。

每个人的生命质量,依这五个层次的次序而递增。只满足低层次需要的人,是白活在世界上了,虽活着,和死了一样。

五、人为什么会生病

人能够站起来走路,在地球的历史上还是最近的事,这是人类区别其他动物的第一步。直立行走,对于手和脑的进化起到很大的作用。但是直立行走从生理上比不上四脚行走,有下列一些缺点:

容易形成背痛的毛病,血压控制困难,容易摔跤,膝盖和小腿易受伤,腹腔的位置使消化系统的运行受影响,内脏容易下垂,痔疮的血管曲张,静脉曲张,脚水肿等。

但是虽然有这些缺陷,直立行走在进化历史上是符合总体利益而形成的。

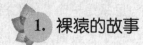 **1.** 裸猿的故事

　　美国有一本畅销书叫《裸猿》,作者将人类归并到 193 种猴子和无尾猿中没有毛的一种动物。他说道:"这一不寻常的物种把大量时间花在考察自己崇高的动机上,而把同样大量的时间煞费苦心地用在抹杀自己的基本需求上。这些裸猿的知识已经十分渊博,但并未就此失去那些古老而卑陋的本能。不能指望他们在几千年形成的新的冲动就能很快摆脱掉那些几百万年的进化历史的遗传基因。文明的进步可能使裸猿忘乎所以,但是即使今天的宇宙猿,它也要在飞船中排泄。"

　　但是人也非常了不起。《封神榜》中描写的顺风耳、千里眼、脚踏风火轮的神怪已成为现代人类日常生活的写照。人类目前已经了解到人体1800 万亿个细胞的构成,并且初步断定,它们在干些什么,而且指出它们中间某些细胞正在干某些坏事,例如到时候该自杀的细胞不自杀,反而变成了癌细胞,不听主管领导自作主张起来,结果自身难保,也坑害了宿主的性命。

　　进化非常缓慢,跟不上人类自身的发展,所以达尔文的进化论热闹了一段时间后就被冷淡了。人生病,有它的近因,也有远因。远因和人的进化史有关系。

　　进化史研究为什么生病,近因研究生什么病,怎样生病。大部分的医学研究是近因。例如,和进化史有关系的有:妊娠呕吐是为了保护肚中的婴儿避免从母体中吸收有害物质的反应;感染发烧是升高体温,有助于机体抵抗外来病原体的功能而产生的反应,所以退烧药的服用应该有限制。

　　20 世纪末和 21 世纪初,生物和医学,继数、理、化等科学的发展,也获得了飞速的进步。有人说,巴斯德的微生物学导致了第一次医学革命。分子生物学和计算科学的结合,导致了正在进行的第二次医学革命。而达尔文医学(关于遗传和进化的学说)的新观点正在形成未来的医学研究模式,其中包括地球的生态平衡和环境的和谐,如何更适合人类的健康发展。

2. 为什么动物没有那么多的病

要回答这个问题,说来话长。但是扼要地说,是因为人类有一颗非常精致的脑袋。要知道,所有器官的行为包括疾病,都是由大脑来管理和支配的。

有一位中国古代医术非常高明的医生,每见到向他求医的人总要向这位患者表示抱歉,说:"由于我的疏忽,使你患上了病!"

患上病本来不是医生的责任,因为医生也会生病。问题在于,生了本不应该生的病,医生也有责任。营养和饮食失调也是现代疾病的原因之一。

动物只能有什么吃什么,给什么吃什么(连瘦肉精都吃!)。只有人类想吃什么就吃什么,这也是为什么动物没有那么多病的原因之一。

3. 人类处在进化之中

进化的速度非常之慢。若你将一万年以前的婴孩放到现代社会的家庭中抚养,也能培养出合格的律师、农民或工程师,或者可能是酒鬼、烟民。

人类的行为变化很快,大大地超过基因和遗传的变化,因此有些疾病的原因还要从进化的历史中去寻找。

(1)可怕的传染病:人致力于治疗微生物的感染已经历了数千年的历史,最辉煌的胜利要算在 20 世纪,发现抗生素和消灭了骇人的天花。可是当发现抗生素逐渐引起细菌的抗药性后,事情就渐渐不乐观起来。开始时认为青霉素是一种神药,后来渐渐改用氨苄青霉素、红霉素、阿莫西林、阿奇霉素……,像是不断升级的军备竞赛。现在认识到,抗感染不仅仅是致病微生物侵袭人体的结果,也是宿主和寄生物之间的"权力"竞争。出现这种情况,并不是说病原微生物有多高明,而是因为它们能以很快的速度进化,而更适应自然选择。

与细菌相比,病毒是处在更低级的发展链上,其构造更为简单,但是事实上它们比细菌更为可怕。它们造成了狂犬病、流感、SARS、AIDS 等望而生畏的疾病。

15

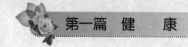

　　狂犬病毒进入宿主体内后,经神经纤维移动到大脑,在大脑的控制攻击性的区域浓集起来,最后使宿主带有攻击性,再去咬别的人。发病后(病毒到脑中才发病)至今尚无一人从狂犬病中活过来。

　　流感的变异使人防不胜防,它的狡猾是不会使你的病情变得太重,它专门攻击老弱病者并派生出别的重病,达到死亡的目的。

　　SARS 的可怕中国人已经领教过了。

　　AIDS 的 HIV 病毒是一种逆转录酶病毒,它本身没有 DNA,它的很小的RNA 密码通过慢慢地破坏宿主的 DNA 复制机制而制出它自己的拷贝。被它破坏的细胞甚至包括免疫细胞,好比是专杀警察的强盗,它在宿主体内有足够长的演变时间,病程长而可怕。

　　人类的免疫系统有两类失误:

　　● 不能攻击它所应该攻击的对象,或者攻击错误。

　　● 攻击过分猛烈,如红斑狼疮和风湿性关节炎。

　　免疫系统的缺点可能是人类生活环境造成的,有其历史的根源。

　　(2)毒物的污染:人类所处的环境,被大量的毒物包围着,首先是空气和水中的污染物,其次是各种致病微生物,再其次是动、植物的毒素。很多植物都有毒,我们常吃的蔬菜是从中精选出来的,但是也不彻底,如市场出售的土豆和扁豆都有可能包含着毒素。植物的果实和种子里常常含有毒素,是为了防止动物去吃它们。由于各种原因很多食用动物有毒都是大家熟知的。

　　工业时代的污染带来新的毒素,如使用了 DDT、氧化乐果、杀虫剂、除草剂、各种助剂、溶剂、合成色素、食物添加剂……长长的一串名单。

　　幸亏我们有灵敏的味觉、嗅觉、烹饪技术,以及呕吐、腹泻、解毒等生理功能,能够对付一阵。例如我们喝一杯水进肚,要经过 27 道过滤关口才能到达人体细胞内部,但是要求水的品质不要超过身体各关口所能处理的能力,否则就要生病。

我们的身体长期处在地球表面的泥土上,因此我们身体中的微量元素的分布基本上与地表的元素相一致的。但是在工业的发展中,许多稀有元素被开采出来,与人体相接触,例如航空汽油中添加的含铍化合物、精密电器的电源中的镉等。在实验室中合成出来的许多稀奇古怪的化合物更是层出不穷。不粘锅的涂氟化物表层被认为有害,南极企鹅身上也带有 DDT。当人们享受到工业社会的利益时,同时也引起不少问题。

(3)社会进步的祸害:我们的祖先曾经生活在森林里,食用大量富含维生素 C 的水果。渐渐地,祖先们身体中制造维生素 C 的机制退化了。所有的动物都需要维生素 C,因此动物体内都能合成所需要的维生素 C。但是人类不需要去合成它,因为大自然有取之不尽的维生素 C,何必在身体中费劲地去合成,这就造成了我们现代人的体质特点。在发明维生素 C 进行医学研究时,仅找到一种动物,是和人类一样也不能在体内合成维生素 C 的豚鼠,来作为动物实验的模型。

现代人类的维生素 C 缺乏症是一种文明病。

由于人们大量食用精制食物,大量吃肉,少食蔬菜和水果,使人们缺少维生素 C,成为社会的普遍现象。连孔子也说过:"食不厌精,脍不厌细。"为什么人们偏爱含脂肪和含糖的食物呢?这要从进化史中去寻找答案。

在前工业社会,经常发生周期性饥荒,在这样的环境下具有"节俭"的代谢机制的个体,在生存上就具有更大的优势,因为他们能充分有效地利用有限的食物。但是在工业社会中,食物极大地丰富,人们想吃什么就吃什么,因此肥胖和糖尿病患者增加很多,流行病学的调查已证实了这样的说法。

另外有一项研究发现,女性卵巢癌患者中排卵次数多的人携带 P_{53} 变异基因(一种能引起癌变的基因)的可能性比排卵次数少的患者高达 7 倍。因此,生育过孩子的妇女要比从未生育过孩子的妇女患卵巢癌的危险性要低。

许多医生因为职业之故,将死因归为中风、心脏衰弱、肺炎等明确的死因,其实是器官因年久而损耗。对许多死者的病理解剖证明,相当多的死因都是错误的。没有人因为年老而死亡,许多老年人被认为"无病而终",事实上,大多数老者都是死于年老体衰,因为死亡时心跳停止和没有呼吸,所以归结为心脏病和肺衰竭是常理。

有一位 90 多岁的老太太,性格开朗,平易近人,待人接物,可亲可敬。前几年她去东北老家,可是去了不久,就听说她死了。因为那年,她的老家下了一场大雪,老太太一时高兴踏雪寻梅去了,一不留神摔了一跤,骨折卧床 3 个月,体能消耗殆尽,终于不支而故。好友都叹惜说,都怪那皑皑白雪,好端端地诱人上当,否则根据老太太的身体状况,活到一百岁不成问题。

另一件事:报载有一位南京的 90 多岁老教授,早年在多伦多大学留学回国,在反右运动和文化大革命中吃尽苦头,好不容易熬到耄耋之年,该享享老福了吧,可是他想补偿青壮年时失去的幸福,想学有些老夫少妻的美好理想;他在网上征婚,结果被骗,"赔了夫人又折兵",气死了。富有哲理的爱因斯坦说,老年人若爱上一位姑娘,顶多是朝她多看几眼,不要再有非分之想了。

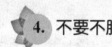 4. 不要不服老

关于老年人的这样或那样的故事是很多的,问题多出在年老体弱上。人进入老年后,要适合老年人的生活规律,要改变一些习惯和行为,才能颐养天年。

黄帝内经中岐伯关于老年的记载如下:

骨头像稻草一样又干又脆(骨质疏松症);

肉松软下陷;

胸腔中有许多空气(肺气肿);

胃部常感疼痛(慢性消化不良);

心脏常感不适(心绞痛或慢性心律不齐中的扑动);

颈背与肩部顶端会挛缩;

身体时感发热(通常是泌尿道感染造成);

骨头干枯无肉(肌肉质量减少);

眼睛鼓出且松软易陷;

肝脏的脉动可被看见(右心衰竭),但眼睛却无法分辨细缝(白内障)。

进入老年,身体中几乎所有的器官都衰老了,每一个人都有其独特的死亡方式,是由其器官或组织进入退化过程的顺序来决定的。在正常的模式下,在丧失生命力时,生与死的界线变得模糊,其表现为:缺少养分,氧气不足,体能的恢复力变差。死者的大多数,其心脏和大脑都有严重的粥样动脉硬化症,生命中枢中的一个已接近停止运作的边缘。在其他可以叫得出名字的器官,常可发现一些疾病,其实这些疾病与患者的死亡无关(例如肺、乳房……)。假如患者年轻一些,抵抗力强些,就可以轻易地克服其致死的疾病。有一些老年人易患的感染、十二指肠溃疡、骨折等,在年轻人身上不会造成死亡,但是对老年人往往是致命的。所以当一个老人患癌症决定化疗或动大手术时,必须同时考虑他的其他疾病,如心脏、脑、血管情况。

人上了年纪,可以形容为"越来越慢,越来越少。"

老化造成疾病,而疾病又加速老化,老化是既独立存在,又与疾病相依存的过程。无论有没有病,老化仍将继续。

太多的老人习惯于求助专科医生,他们相信专科医生能给他们某种希望,然而结局总是证实这些希望是落空的。老年人要更多地相信自己,了解自己,应该比专科医生更加了解自己,从困惑中走出来。

医学没有复杂和深奥的数理化公式和原理,应该比较容易地被广大读者所接受。特别是进入老年后,在退休生活中应该增加对疾病和健康的知识学习。以及对生活认真的研讨。要防止迷信抗衰老的药丸、保健品、化妆品和理疗器械等无效和被动的行为中解放出来,去过一种充满活力的生活,以不枉此生。

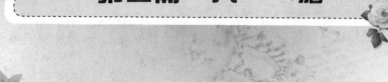

第二篇 大 脑

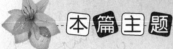

本篇主题

大脑是身体交响乐的指挥。

大脑是灵魂居住的宫殿。

人的身体到青壮年以后就开始衰败了,而灵魂的成长却是无止境的。

大脑本身的重量仅占全身的 2%,但消耗的能量却占 80%,因此大家将吃饭叫"喂脑袋",一天不吃饭饿得慌。

人体的器官都能换,如换心、换肺、换肾、换肝,但是没有听说过换脑。假如真能换的话,还不如死了好,因为脑袋换掉了就不是你了。

 ## 冬天的刺猬

人是最名副其实的社会动物,人离不开人群。

欧洲童话说:我们彼此就像是两只冬天的刺猬,由于寒冷而紧挨在一起,然而又怕别人刺伤自己。

大诗人海涅说:"每个人自己都可以是道德高尚的,而构成罪恶总是需要两个人。"

美国有个学校,偷偷地拍下教师们上课时情景的电视纪录片,然后让这些教师去看。大部分教师看过自己上课的情形后,他们感到震惊,因为

21

他们自以为教学形象很好。然而在电视中,看到的是在课堂上是多么苛求、傲慢、吹毛求疵、不仁慈、不尊敬别人、喜欢责怪别人、不亲切、不温和……

有一个非洲小女孩写了一首诗,诗中说:

"我们的地球是圆的,而不是方的,我们无处躲藏起来,因此我们要互相来往。"

这首诗被翻译成世界多国文字,刻在金属铭牌上,用火箭发放到宇宙空间,作为地球的"座右铭"。

然而几乎每个人,在爱的道路上都走错了方向。

 ## 1. 小镇风光的故事

美国曾演出过一台戏《小镇风光》。其中一幕是当小女孩艾密莉去世后,进入墓中时,诸神告诉她还可以重返人世一天。她选择了十二岁生日那天。小艾密莉穿着生日礼服,从楼梯上慢步下来,一头卷发轻轻地晃动着。可是妈妈正在忙着为她做生日蛋糕,没有抬头看她一眼。爸爸则忙于写书、写报告、忙于赚钱,他一进门就直接走到房内,瞧也没瞧小艾密莉一眼。哥哥也忙于自己的事,无暇看她。终场时,艾密莉穿着生日礼服站在舞台中央,没有人理睬小艾密莉。她只好返回众神那儿,说道:"带我走吧!做人是多么痛苦,谁也不看谁一眼。"

 ## 2. 最佳演员和最佳观众

人的大脑有被称为"走火入魔"的时候。据说有一位名演员在演《奥赛罗》的坏蛋约古时,被一位观众当场开枪打死在戏台上。后来他们被评为最佳演员和最佳观众。

情感的波折是戏剧的灵魂,正常人是没有什么戏好演的。因此,英国哲学家罗素从来不看电影,他不仅认为浪费时间,而且认为对理性有害。他认为一个人应保持适度的理性,这是获得幸福的要素之一。

俄国文豪陀思妥耶夫斯基说："人是一个秘密,我在研究这个秘密,我想做一个人。"

人们靠幻想和神话而生活。"正常人"、"疯子"或精神分裂症患者只是一些相对的术语。所谓正常人也有他们赖以生存的那些并不具有客观真实性的神话。正是靠着神话,一个人才能感到他生活的意义和价值。用冷眼看世界,任何人都是毫无意义的一粒灰尘,但是我们不愿意别人这样看我们,因为我是领导,我是科学家,我是交际花,我是替天行道的圣人,哈姆雷特认为自己的王位被人篡夺了……

假如我认为你没有什么了不起,而且还不如我,那么麻烦就来了。

假如一个人在人际关系方面获得了充分的回报,那么就不需要过多的幻觉和神话,来支持他生活的目的和自身存在的意义。

一个人如果已从家庭和社会中,逐渐培养出对他人的爱心,和对他人爱心的回报,就没有必要从人际关系中去攫取自己所失落的利益。

3. 人生活在面具之下

美国的新精神学派卡伦·霍妮认为,人们可以用四种方式对抗焦虑,即:爱、顺从、权力和退缩。

> "如果你爱我,就不会伤害我。"
>
> "顺从不是为了爱,而是为了安全。"
>
> "如果我有权力,就没有人能够伤害我。"
>
> 以上三种都是要与人周旋,进行角逐。
>
> 第四种是退缩,指脱离他人的影响。

片面地采取以上四种的任何一种,都可能给人带来安全保障,但会导致整个人格的萎缩,还会与周围环境发生冲突。最好的方式是因人而异,难就难在这里,看你的水平如何了。

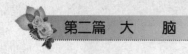

在更复杂的人际关系中，具体到某个人可能会出现多种情况。人们在这些冲突下容易造成各种过失，例如歇斯底里、固执观念和强迫观念、神经衰弱、以至于自我的严重失调。自我的严重失调可以称之为精神病，这样的人无异于下地狱。

不少哲学家认为，大多数人生活在面具下面。卢梭在《忏悔录》中说："大多数人并不像他们表现得那么道貌岸然。我们都比自己所希望的更贪婪、更放荡、更好嫉妒，乃至犯下各种罪行。这个事实在治疗精神病者的诊室中常见。"

4. 社会精神也会错乱

美国的弗洛姆指出，造成被压抑的社会精神，是由于三种"社会过滤器"的结果。

一是语言。社会生动的生活经验被僵化的语言所限制。人类社会受语言和文字的控制，掩盖了现实中的重大问题。

二是逻辑。例如荒谬的悖论逻辑就是个典型，人们遵循在一种特定的逻辑之中，与生活脱离。

三是社会禁忌。这是由社会的意识形态及其上层建筑所决定的。为了不陷入孤独，要与别人保持一致，就必须接受社会的塑造。

歌德叹息道："人类真是一个模型的东西。"

要冲破这三种社会过滤器的束缚，才能够创造出天才的行动。

人总是想通过语言来表达自己的内心，但有时候是不可能的。文学家和艺术家创作的灵感就是突破了语言的障碍而获得的，情人在见面时想说又说不出来的情感也属于这样。

科学家对认识的突破，和思想家对荒谬的挑战，都是冲破逻辑的束缚。

社会禁忌对人的束缚就更大了，庸人们很难摆脱掉：流行、时髦、人云亦云、随大溜、陋习等，人类社会能够反映出每个时代的弊病。

5. 焦虑是产生神经症的基本因素

神经症可以分为情境神经症和性格神经症。情境神经症并未形成精神病,否则人人都成为精神病患者了。性格神经症主要的思想紊乱却在于性格的变态。

产生神经症的症状,其基本因素是由于焦虑,以及为了对抗焦虑而建立起来的防御机制。一般人在发怒或情绪低落后会逐渐恢复过来,然而精神病患者的人格已经被这些防御机制所渗透和决定,他不能去做或没有想到去做正常的事。

焦虑和恐惧是不同的。恐惧是对危险作出的恰当反应,而焦虑是对危险不相称的反应,或是对想象中的危险的反应。焦虑本质上是一种涉及主观因素的恐惧,是受到压抑的敌意所导致的心理过程。

从产生焦虑的因素中,可以追溯到对孩子的教育方法。对孩子的态度不能过分严厉,特别是那些天性怯弱而顺从的孩子,不能过多地树立他们的敌对心理,而最终导致产生焦虑,形成性格神经症。

6. 神经症患者的种种表现

(1)对施爱和被爱的态度是强迫性的,并非出自自发的热情,乃是内心缺乏安全感的一种表现。

(2)自卑感和不满足感。

(3)对待自我,表现出大量抑制倾向。不能作出决定,形成自己的意见,不敢表达个人利益的愿望,有一种病态的恐惧心理。

(4)攻击性。对他人产生敌对行动,十分蛮横和咄咄逼人。

(5)对性反感。

神经症患者无意地使自己处于既无力去爱,又极需要得到他人之爱的困境中。若一个神经症的人被爱,可能激发他(她)的焦虑,对任何爱都深感怀疑。

神经症患者想隐藏自己的软弱、无能和缺乏自信心,因此很难发展自己

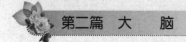

的个性。

7. 人际关系和人格错乱

病态的人际关系是人格错乱。比较温和的人格错乱称为神经病(神经官能症),比较严重的人格错乱则称为精神病。

个人在社会上,为了要达到某些目的,或者要表现自我,例如谦卑、讨好、乞求、执著、顺从、侵犯、退却、表现自己或飞扬跋扈。歇斯底里发脾气,是利用别人对自己的依赖来控制别人,患者并不自觉。

精神病有四种类型;

第一种称为狂躁—抑郁精神病,两种情绪交叉表现。

第二种称为偏执狂,是自大和猜疑的混合。

第三种称为精神分裂症,依靠退却的策略,常常无能为力。

第四种是紧张症,是一种结合的类型。

精神病患者可以称为"活死人",要使活死人重新活过来,必须走自我开放的道路,谈何容易!

8. 在人群中学会正确的人际关系

既然人格错乱是由于人际关系造成的,那么,要改变这种状况,也只能从纠正错误的人际关系中去实践。

若在少年儿童时期已经培养成独立性格后,再在社会上与各种性格的人打交道,其形成的性格不大容易引起激烈的变化,除非遇到极大的考验。

教育是很重要的,包括家庭教育和学校教育,以及社会教育,也就是社会实践。在这方面没有什么秘诀和良方,既然和我们相处的人是各式各样的,我们的处世之道也要多样化才对。哈佛大学和耶鲁大学招生时就非常重视学生的社会实践能力。

(1)心理治疗:精神病患者需要倾诉表白。患有歇斯底里心理症的人一定是心中有秘密的人,而患有强迫心理症的人一定是无法消化自己情绪的人。因此,不论保守秘密或是压制情绪都是心灵的错误行为,是违反本性的,可是如果和他人共同做这些事,却可以满足本性,甚至还被视为美德。

在发达国家中,请教家庭心理医生是很普遍的,这是由于生活的需要。靠表面倾诉而治愈的患者过分依赖于接受表白者(如医生)。

有些具有复杂和高度意识的病患者,他们只向人谈可以表白的事,而隐瞒不可告人的秘密。如果有人试着探得他们的秘密,他们会采取强烈的反抗。

解释法是第二种心理治疗方法,是把人的阴暗面都揭发出来,好比以毒攻毒,患者会正当地容忍自己的缺点行为,形成强烈的责任感。

教育法是针对毫不重视道德价值的患者,那些人的心理修养较高,认为过正常生活的人是一些庸人们的生活。例如作家三毛,为什么要在事业达到光辉成就的时候去自杀。她对生活已厌倦了,成就又算得了什么。心理医生要注意这些特殊的患者。

医生没有必要装出高人一等的样子。有些患者比医生更强而有力,为了要得到好的治疗效果,医生必须要以身作责,取信于患者。有时要自我批判和反省精神,以便对付患者的挑战,因为医生的本性中也不全是正确的。通过对精神病患者的治疗,医生也会从患者身上取得教益。

(2)中老年人的精神分析:患心理症的年轻人惧怕生命,而患心理症老年人则惧怕死亡。人心是最难捉摸的东西,在心理治疗中,医生最好不要采取太固定的目标,因为他无法比患者更清楚生存的需求。

用理性治疗法来对付已过了中年的知识分子的确是件棘手的事,因为这些人都属于在社会上有相当的成就,受社会器重的人,他们拥有强大的自我,对他们而言,正常的生活没有什么意义了。

人过中年,人们开始询问,生活中还有比成功更有意义的事情吗?个人存在的意义应该是什么呢?也就是说要探讨世界观的问题。通过牺牲自我的某些世俗目标,随遇而安,是一种宗教情感。

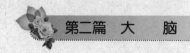

幸福的老年是一生奋斗的结果,进入老年而思想还没有成熟,用言语来为自己辩护的老年人是悲惨的。这是中老年人精神分析的重点。

青年人最怕的是无主见,老年人最怕的是固执。

著名的心理大师荣格认为:老年人把死亡当做是人生之目标是合理的,而处处想逃避死亡是不正常的,因为这样等于丧失了后半生的目的。

中老年人要避免孤独感和失落感,只有投入爱的怀抱中,与独立自主的人格结合起来,才能做到这一点。

疯子、天才和常人

1. 精神病的苦难史

古代

古代将精神病患者称为疯子,大都住在寺庙里,称为疯和尚。疯子被认为是和魔鬼打交道的人,往往被驱赶甚至被活活烧死。老年女性精神病患者被称为女巫,在中国和外国的古代,都有烧死女巫的习俗。

中世纪

中世纪,人类社会尚处于愚昧无知的状态之中,对待精神病患者是不公平的,他们被认为是人类的累赘,对精神病患者没有同情心,不被当人看。当精神病患者发作时,被认为是魔鬼附身,因此被送进寺院用符咒驱魔,用烙铁烧灼、脚镣手铐等方法进行所谓的治疗。

对待精神病患者的方法,借鉴对待麻风病患者的方法,即采取隔离的手段,将他们围困在黑暗的牢狱里,或是放逐到孤岛上,让他们悲惨地死去。在文学和绘画中,描述了一种称为"愚人船",将精神病患者囚禁在船内,缓慢地行驶在莱茵河或费勒米什运河的平静水面上。欧洲的许多城镇还建立了"疯人塔"和疯人棚,收容疯人。

1656 年,建立的巴黎总医院,将精神病患者与穷人、乞丐、罪犯、妓女、老年人、慢性病患者、失业青年等关押在一起,无限期地禁闭。阿拉伯的伯利恒医院对待癫狂者如动物园里的动物,展示给众人观看,收费 1～2 便士。

文艺复兴时期

欧洲文艺复兴,对精神病的治疗来说,是一线曙光。该时期对待精神病患者采取人道主义的策略,肯定了人性和人的价值,认为精神病患者也是人。

法国医生皮内尔(Philippe Pinel,1745～1826 年),是精神病学的创始人,创立了现代精神病学的巴黎学派。40 岁的皮内尔看到一位挚友得了精神病,从医院里逃了出来,最后在森林里被狼群吃掉。他深受震惊,从此,就决心献身精神病学的研究。

皮内尔批判了给精神病患者戴脚镣、放血、冷水淋浴等不人道的做法。1801 年他发表了《有关精神错乱或狂躁症的医学哲学论文》和《精神病的治疗哲学》。他指出,疯癫症是确实有病,是由于脑部紊乱所致。对待精神病患者,要用心理治疗和药物治疗同时进行。他创立了温水浴、谈心、定时劳动、音乐疗法等治疗方法和药物治疗(当时主要是植物药)。

当时正是法国大革命时期,皮内尔勇敢地去见以严厉闻名的三执政官之一的库东,他负责人犯和医院的管理。皮内尔对库东说,这些疯子是由于呼吸不到新鲜空气和不能享受自由而造成的。

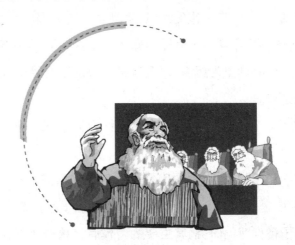

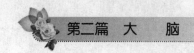

皮内尔将治疗与政治分离开来,他的心理治疗实验,取得了戏剧性的成功。

德国犹太人弗洛伊德(S·Freud,1856～1939年),创立了用精神分析来治疗精神病的方法。他认为,人的心理领域是一个深不可测的巨大的世界,它深藏着神奇的、不能被人意识到的东西,即潜意识。他的学派代表人物有:阿德勒和荣格。

弗洛伊德认为,第一层次的潜意识,是一切冲动的根源,是人的生物本能,是欲望的储藏库;第二层次是下意识,既保证适合本能,又服从现实;第三层次是意识系统,它协调整个精神世界。

20世纪

进入20世纪,精神病的治疗进入突飞猛进的时代。美国的精神病专家比尔斯(C. W. Beers,1876～1943年)是现代心理卫生运动的发起人。

比尔斯18岁就读于耶鲁大学商科,毕业后在一家保险公司工作。比尔斯的哥哥患有癫痫,他看到哥哥发作时的可怕情景,对自己非常担心,他预料今后也会因遗传而得此病。24岁时比尔斯因精神失常从4楼跳下,经人救起后被送入精神病医院。3年的住院期间,他经历了种种非人待遇,立志将来终生从事预防精神病工作。

1908年,他发表了一本自传性著作《一颗找回自我的心》,书中详细地记述了自己的病情,以及治疗和康复经过,得到当时的心理学大师W·詹姆斯的赞赏,和著名精神病学家A·迈耶的支持。比尔斯于1908年5月6日,成立了世界上第一个心理卫生组织"康涅狄格州心理卫生组织",1917年,创办了《心理卫生》杂志。

1930年5月5日,比尔斯等人在华盛顿召开了第一届国际心理卫生大会。

法国心理学和精神病学家福柯(Michel Foucault,1926～1984年),在读书时得了抑郁症,差一点自杀,幸亏得到一位心理学家的悉心照料,才幸免于难。他致力于精神病的研究,其主要的著作有:《精神病与人格》、《疯癫与非理智——古典时期的疯癫史》。他关心从文艺复兴时期到 20 世纪初的精神病史。

在发现艾滋病的第三年,福柯因同性恋患艾滋病去世。

 2. 治疗药物的发现

俗话说,心病还需心药治,这心药就是心理疗法。现在认为,精神病光采用心理疗法是不全面的,还必须采用真正的药物治疗。

在临床药物治疗方面,精神病药物的开发,是进展很快的。精神药理学被称为 20 世纪的十大发现之一。

精神药物包括 4 类:抗焦虑药、抗精神病药、抗抑郁药、心境稳定剂。

严格来说,镇静催眠药不属于精神药物。

药物的发现

1949 年,一位法国医生偶然发现,一种抗组胺药物氯丙嗪,能够使患者产生愉悦感,后来这个小分子化合物衍生成为冬眠灵(盐酸氯丙嗪),这是人类第一种治疗精神分裂症的化学药物。

为了降低氯丙嗪的副作用,科学家对其分子结构进行改造,其中有一个衍生物竟产生了和氯丙嗪相反的作用,让服用者亢奋起来。后来这种叫"米帕明"(Imipramine)的化合物成为第一个治疗抑郁症的药物。

另一种抗抑郁药,异烟酰异丙肼(Iproniazid)。化学家本想将第二次世界大战时德军发明的火箭燃料——肼,研究出治疗肺结核的药物,结果发明了雷米封,另一种肼的变种,异烟酰异丙肼能使受试者兴奋,于是第二种抗抑郁药便被发明出来。

大名鼎鼎的抗抑郁药百忧解(Prozac)是从类似的药物中筛选出来的。与此类似的药物尚有:帕罗西汀、舍曲林。

作用机制的发现

这些药物的作用机制,都是在它们上市多年后才弄明白的。原来是这样的:

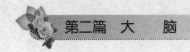

　　所有这类药物的作用对象,都是在大脑中传递信息的小分子信使,叫做"神经递质"。其中的多巴胺和 5-羟色胺,与情感障碍有关,被普遍认为是造成抑郁症的关键因素。

　　现在已经知道,氯丙嗪是多巴胺拮抗剂;异烟酰异丙肼是单胺氧化酶抑制剂;米帕明是 5-羟色胺受体抑制剂;百忧解是 5-羟色胺再吸收过程的抑制剂。

　　卡尔逊(A. Carlson)确定多巴胺为脑内信息传递者而获得 2000 年诺贝尔生理与医学奖。多巴胺由脑内分泌,可影响一个人的情绪。它主要负责大脑的情欲、感觉,将兴奋及愉快的信息传递,也与上瘾有关。爱情使脑内大量产生多巴胺。吸烟和吸毒都可以增加多巴胺的分泌。因此,多巴胺能够治疗抑郁症。多巴胺不足时,能失去肌肉控制能力,严重时导致帕金森氏症。

　　5-羟色胺最早是从血清中发现的,又名血清素,广泛存在于哺乳动物的组织中,特别是在大脑皮质及神经突触内,含量最高,是一种抑制性神经递质。

　　5-羟色胺是一种造成抑郁症的基因,其编码是一种负责运输血清素的蛋白质。5-羟色胺有长短两种类型,人体的药理实验证明,短型 5-羟色胺基因,不足以让人得抑郁症,但是却能够使人降低在危机时的自控能力。

　　根据研究,抑郁症患者大脑中的血清素含量低于常人。百忧解的药理作用是"选择性血清素再吸收抑制剂",在此类药物中副作用最小,成为"百姓忧愁解除剂",这是"百忧解"药名的来历。但是,增加血清素的含量就能治好抑郁症了吗? 事情没有那么简单,一切都要从药理实验证实。因为血清素的作用非常广泛,不加选择地升高其水平,可能会出现许多莫名其妙的副作用。

　　5-羟色胺浓度过高时,人会产生过度兴奋现象。科学家研究,在分析害羞孩子的血液时,发现其 5-羟色胺的浓度比一般的孩子低。害羞的人可能是内向的人,但内向的人不全是害羞的人。人的感情世界很复杂,不能用简单的方法解释。

3. 疯子和天才的六个故事

希特勒

他是一个被公认为患有严重的偏执型人格障碍者,冷酷无情,毫无良知。

希特勒的私人医生说,他在年轻时曾从一名犹太妓女那里被传染上梅毒,承受了精神上的巨大压力,因此萌发了对犹太人的仇恨心理。他对精神病患者的歧视,也可能是由于他自己也是精神病患者的缘故。

希特勒用"万字旗"作为纳粹的标志,是由于它被古代一些宗教所沿用。在德国发现一本纳粹版"圣经",显示希特勒曾经想当耶稣,征服全世界。

他听说大约在 12000 年前,一架满载外星人的飞碟坠毁在西藏山区,少数生还者为逃避原始人类的追杀,躲避在山洞中。根据党卫军头目希姆莱的"西藏计划",希特勒曾派探险队远征西藏,去寻找所谓的沙姆巴拉洞穴,据说,那里隐藏着地球轴心,具有统治世界的力量。

徐渭

明代浙江绍兴人,字文长,号天池山人。

20 岁时中秀才,然而以后 8 次乡试,都名落孙山,终生不得志。一度被兵部右侍郎胡宗宪看中,任军师。后胡宗宪被弹劾为严嵩同党,被逮捕后自杀。徐渭深受刺激,一度发狂,精神失常,蓄意 9 次自杀,其方式方法听之令人毛骨悚然。因怀疑妻室不贞,将其杀死,获刑度过 7 年牢狱生活,出狱后已 53 岁。

徐渭开始四处游历,著书立说,写诗作画。晚年潦倒不堪,穷困交加,常常"忍饥月下独徘徊"。最后在"几间东倒西歪屋,一个南腔北调人"的境况中结束了一生。死前仅有一条狗与之相伴,床上连席子也没有。

徐渭的内心情感丰富,他的悲剧一生,造就了这位艺术奇人。他自己认为:

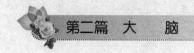

"吾书第一,诗二,文三,画四。"

徐渭死后 20 年,当时的名人袁宏道在友人家中,偶然翻到一本徐渭的诗文稿,开始时觉得字迹潦草,烟灰熏黑,仅微有字形。但在灯下读了几篇,不禁拍案叫绝,他彻夜吟诵,竟将童仆惊醒。

袁宏道写了一本《徐文长传》,流传下来。以后八大山人朱耷、郑板桥,均叹服其才。齐白石曾说:"恨不生三百年前,为青藤(指徐渭)磨墨理纸。"

尼采

哲学家尼采是个有名的精神病患者。由于尼采从小就体质虚弱——神经痛、近视、眩晕性头痛、性情孤独和敏感,唯有坚强的意志才能克服这种身体和精神上的痛苦。因此,尼采的思想是一种病房中产生的精神治疗的方法。

尼采在 24 岁当上了巴塞尔大学的教授,45 岁发疯,然后在 56 岁时死去。他的一生正如他自己所说的那样:"我不是一个人,而是一桶炸药",是一个"被钉在十字架上的人"。

尼采认为,世界早就是一座疯人院了。世界的麻烦是因为基督徒太多而野蛮人太少。他大声呼喊着:"上帝死了!"

这一声呼喊,震撼着世界。

他鼓吹的"超人",是和他自己一样的、具有先见之明的人。当他从痉挛般的状态中写完了《查拉图斯特拉如是说》后,他说:"我为什么这样有智慧,这样聪明!""我写的书为什么这样好。"

没有人给他出版这本书,他只好自费印了 40 册送人。

尼采渴望有人理解他,但他听不到一点回声。尼采的预见性令人惊叹,特别是德国历史往后的发展,不幸被尼采言中。

梵高

荷兰画家温森特·梵高,是家喻户晓的、有史以来最受欢迎的画家之一。由于他生活和创作在法国,是法国印象画派创始人之一。

印象画派中有:马奈、劳特累克、修拉、高更、罗素等,还有梵高。这些画家看起来都是疯疯癫癫的,尤以梵高为甚。

梵高油画的色彩非常奇特;据现代精神病学家分析说,由于梵高大脑中癫痫病的因素,他所看见大自然的色彩都比一般人看到的更为灿烂、强烈,而且他的笔触,都是显得弯曲、十分夸张,超出一般人的观察。

梵高的精神病是抑郁型和躁狂型的交替复合型。他在精神正常的时候,能够专心地绘画,也能够忍受抑郁的煎熬,当躁狂发作的时候,就一发不可收拾。

当他向表姐求婚的时候,他发誓将左手放在火焰中烧灼到冒烟,一动也不动,直到旁人将其拉开。

有一次发疯的时候,他将自己的耳朵割下来,送给妓女。

最后,他在麦地里开枪自杀身亡。

梵高的一生是在极度的困苦中度过的,他创作了大约 800 张油画,700张素描,但是在生前只卖掉过一张画。他做梦也没有想到,他的每张画现在都成了无价之宝。

1987 年 11 月,纽约的索恩比拍卖行,只花了 8 万美元买来梵高的"蝴蝶花"的原主——47 岁的培松,看到此画从 1500 万美元的底价,迅速上升到4900 万美元的时候,真是欣喜若狂。梵高此时一定从坟墓中爬起来吼道:"你们说我疯了,我看你们都疯了,比我还疯。我随便乱涂的蝴蝶花,难道比真花还美? 真是吃饱了撑的!"

马雅可夫斯基

原苏联诗人,马雅可夫斯基,是一位天才,也是一位半疯子。可能他身体中分泌的激素太多了,血液中似乎掺和了汽油,随时都能燃烧起来。

他在诗歌中从不掩饰自己对女人的爱,这是给他灵感的火花,同时也使他陷入无尽的悲哀。他为爱而生,也为爱而死,在 37 岁时,就燃尽了最后的火花。

19 岁时,他和莫斯科美术雕刻建筑学校的玛丽雅谈恋爱时,写了他的长诗《穿裤子的云》,正当他感到已离不开这位姑娘时,玛丽雅对他说,要嫁给别人;顿时使马雅可夫斯基感到自己像死人一样。

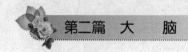

后来他又爱上了一位有夫之妇的莉丽卡，为她写了一首情意缠绵的诗《献给莉丽卡》。诗中写道：

"我没有大海和太阳，除了你的爱！"。

"我一分钟吻你三百二十万次。"

马雅可夫斯基经常有令人莫名其妙的冲动，例如在大街上，会突然向莉丽卡朗诵起情诗来。还有一次在公开的演讲中，谈起与莉丽卡的私生活，让莉丽卡受不了，毕竟她还有自己的丈夫。

在巴黎的诗朗诵会上，马雅可夫斯基爱上了美人塔吉雅娜，很快就如胶似漆，难舍难分。但是原苏联当局不批准他再出国，结婚的美梦成为泡影。

马雅可夫斯基在迷乱中，将感情转移到女演员维罗尼卡身上，这是他一生中最后一次爱情。要命的是，她也是一位有夫之妇。维罗尼卡不同意马上和丈夫离婚，要马雅可夫斯基等待一些时候，可是马雅可夫斯基等不及了。待维罗尼卡刚走出房门，就听到一声枪响；维罗尼卡惊慌地回到屋内，只见马雅可夫斯基向她瞪着那双炯炯的大眼睛，渐渐地闭上了眼。

据医学的统计，精神病患者的自杀率是很高的。马雅可夫斯基与以前的莉丽卡恋爱遇到麻烦时，也曾经有两次想自杀。

马雅可夫斯基会写诗，也会作激情的朗诵，声大而洪亮。表面上看起来，他的诗充满了政治热情，实际上是为了讨好所热恋的女人，就像一只喔喔啼叫的公鸡，为了博得母鸡的欢心。

他在诗中写道：

"单独的一个人，

他的声音比鸟声还要低微。

谁去听他？——

只有他的老婆！"

"他们的脸好像是屁股，

对于色彩和歌曲毫无动静。"

诗人用狂热、病态、神经质、自相矛盾和疯狂的咆哮，不能把他们的心血来潮，当做洞悉和判断天才们的依据。天才是孤独的，也是脆弱的，他们缺乏防卫自己的能力；马雅可夫斯基很快就被反派的政治对手斗倒。天才依赖女人，相信女人能使自己的灵魂得到安宁。

另一位也是前苏联的天才诗人叶赛宁说：

马雅可夫斯基是"为了"什么而写诗。

而他自己是"由于"什么而写诗。

年仅 30 岁的叶赛宁，用一条皮带结束自己的生命。

果戈理

果戈理是天才的俄国小说家。普希金使果戈理走上写作的道路，《钦差大臣》和《死魂灵》的题材都是由普希金启发的。

《钦差大臣》的演出，激怒了沙皇和大臣，他们中途退场，果戈理受迫害离开俄国，前往罗马。

《死魂灵》的第一部，成功地揭露了俄国农奴制和官场的丑行，这部被称为俄国的"病患历史"震撼了整个俄国。此时由于果戈理长期在西欧，脱离俄国的环境，并且他已沉迷于东正教的信仰中，他在《死魂灵》的第二部中，再也写不出更精彩的内容。他提不出改进农奴制度的方法，反而提倡博爱主义、宗教神秘主义，主张复活农奴制度。

由于果戈理转而歌颂官方教会，歌颂曾经被他谴责过的势力，受到许多曾经敬仰过他的人的批评。

1848 年，果戈理前往耶路撒冷朝圣，回来后反而被教会领导认为他的作品在上帝眼中是一种罪恶。他要重新修改原稿。

在写《死魂灵》第二部的时候，他对其中的一部分不满意。在一天夜里，

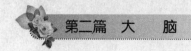

他想把其中有些章节烧掉,可是鬼使神差地,竟将所有写成的稿子全烧了,他懊悔地哭了。

此时,果戈理的大脑思维全面崩溃,他的正、反面的人全都反对他。他的身体也垮了,病得很重,拒绝进食,经过痛苦的9天,于3月4日辞世。

2009年是果戈理诞辰200周年纪念日。如果他不是在43岁英年早逝的话,他有可能重新补写《死魂灵》全稿。

 ## 4. 48位著名的精神病患者

精神病的范围很广,一般所说的神经病与精神病,并没有原则性的区别,都是侵害大脑部位造成的精神活动异常,但是精神病要比神经病严重得多。

我们每个人都会有思维混乱,情感失常,意志和行为异常的表现,这是一过性的行为,很快就会平静下来。但是若长期出现障碍,严重时会改变患者的性格、社交和人际关系,就成为真正的精神病患者了。

法国17世纪思想家帕斯卡说:"我们每个人都是疯狂的,不疯只是疯狂的另一种表现。"

疯狂是人类社会传播得最广的一种疾病。

中国皇帝没有几个是不疯狂的,因为当上皇帝就创造了他们发疯的机会;越是有成就的皇帝就越疯狂,如秦始皇、汉武帝、唐太宗,莫不如是。

人们将精神病患者称为疯子。但是疯子有两类:一类是精神病患者,另一类是做事不按常理的人。疯子不等于是白痴,因为大多数疯子的智商不低,有的还很高。疯子有一种特有的专注和狂热,凭着这种特点,不少人造成了异常的成就。

就拿被称为精神病学的开山始祖弗洛伊德来说,他自己的精神有时也是变态的,从他的自传小说中可以看出来。

抑郁症患者的自杀率是很高的,但是自杀者不一定都有抑郁症,例如某些受政治迫害而自杀的人,或因疾病医治无望而厌世者。

下面是一些粗略的统计,为了说明精神病的普遍性。需要说明的是,其中有些人虽然不很严重,但是在某些阶段,某些场合,某些事由,其精神病的表现是很明显的。

(1) **朱耷**——号八大山人,明末清初画家,因抗清苦恼郁愤,常装疯卖傻,隐居出家。

(2) **屈原**——著名爱国诗人,抗秦投江自尽。

(3) **杜甫**——青年时,过着"裘马清狂"的浪漫生活,考进士失败。天宝年间,穷困潦倒。因冒死直谏忤旨,几近一死。弃官潜逃,漫游放荡。在耒阳游岳庙时,饥饿劳累,县令送牛肉白酒,杜甫吃喝太多,当晚毙命。

(4) **杨凝式**——著名书法家。父亲为唐末宰相,朱晃篡唐,改国号为梁。杨凝式害怕遭杀身之祸,生性耿直的他,只好在消极地佯装癫狂中度过漫长的一生,时人称他为杨疯子。

(5) **米芾**——宋代书画家,个性怪异,嗜洁如命(洁癖),人称"米颠"。

(6) **李白**——号谪仙,性格豪放,个性强烈,嗜酒如命。有些名句是在半醉中写成。

(7) **陶渊明**——怀才不遇,辞职隐居。性嗜酒,饮必醉。白居易写诗称赞陶渊明说:"其他不可及,且效醉昏昏。"

(8) **梁楷开**——宋代画家,其禅画一派很突出,人称梁疯子。

(9) **徐渭**——另有介绍。

(10) **尼采**——另有介绍。

(11) **果戈理**——另有介绍。

(12) **莱蒙托夫**——27岁时决斗身亡。4年内写下不朽诗篇和《当代英雄》。

(13) **恺撒**——患严重的癫叶性癫痫症。

(14) **拿破仑**——患癫痫症,在公众场合下失态。

(15) **希特勒**——另有介绍。

(16) **海曼**——美国长跑运动员,癫痫发作时摔倒在地,窒息而死。

(17) **迪彭**——尼泊尔前王储,因不满家庭对其婚姻的选择,醉酒后手持自动步枪,将其全家 11 人,包括国王、王后、王子、公主等杀死后自杀。

(18)荷尔德林——另有介绍。

(19)路德维希二世——另有介绍。

(20)乔伊斯——爱尔兰作家。酗酒成性,最后几乎成瞎子。《尤利西斯》是意识流的代表作,是一部晦涩、煎熬、光怪陆离的作品。

(21)福楼拜——法国小说家,终身未婚,但风流成性,代表作为《包法利夫人》。死于梅毒并发症(癫痫),另说是在浴室上吊自尽而亡。

(22)莫泊桑——法国小说家,福楼拜的外甥。写了 6 篇长篇和 350 篇中小篇,由于勤奋过度劳累,得了精神错乱症,入巴黎疯人院,43 岁逝世。

(23)海涅——德国诗人,后期因受到社会恶毒攻击和生活艰苦等原因,患脊髓痨,瘫痪在床上,长期挣扎在被他称为"床褥墓穴"中。

(24)普希金——俄国大诗人,决斗丧生。鲜为人知的是,他酗酒,嫖娼,和女奴生孩子,又把孩子抛弃。

(25)叶赛宁——前苏联诗人,因酗酒经常求助精神病医生。和比他大16 岁的法国文学家邓肯结婚后精神好转,但在创作上却无所作为。两人关系破裂后他的精神又崩溃了,佳作却不断问世。最后自杀身亡。

(26)陀思妥耶夫斯基——俄国作家,患癫痫症,曾经狂赌,把所有东西都输掉了。

(27)梵高——另有介绍。

(28)舒曼——有精神病家族遗传,本人也有精神病,最后自杀身亡。

(29)托尔斯泰——俄国作家,患歇斯底里症和癫痫症。最终离家出走,客死他乡。

(30)尤金·奥尼尔——美国剧作家。获 1936 年诺贝尔文学奖。性格抑郁,个人生活不如意,长期颠沛流离,人生观阴郁,反映在作品中。探索人的复杂心理的大师。

(31)海明威——美国作家。有变态心理,怀有"死亡的欲望"。最后自杀身亡。

(32)庞德——美国诗人。在精神病院达 12 年之久。在 75 岁时恋上 23 岁女子,未成,觉得空虚无聊,终日呆坐,直到死亡。

(33)菲茨杰拉德——美国作家。一生追求享乐,生活中大起大落。酗酒刺激,与妻子又恩爱又打闹生活了 10 年,44 岁时突发心脏病去世。

(34)姗尔达——美国富家女,是菲茨杰拉德的妻子。他们结婚后,往返纽约和巴黎之间,狂欢纵乐。后得精神病,经常出入医院,20 年后在疯人院去世,比菲茨杰拉德多活了 8 年。

(35)约翰·纳什——美国经济学家。小时候孤独内向,患有精神病。影片《美丽心灵》讲述他的传奇人生。

(36)戴维·赫尔夫戈特——澳大利亚钢琴家,因压力过大而精神崩溃。

(37)克莱斯特——德国戏剧小说家,神秘主义病态的感情,最后自杀。

(38)芥川龙之介——日本 20 世纪初著名作家。由于个人、家庭、社会的三重矛盾,陷入人生苦恼的深渊,35 岁时服安眠药自杀。

(39)太宰治——日本小说家。由于人生观灰暗和结核病恶化,39 岁投水自尽。

(40)三岛由纪夫——被称为日本的海明威。1970 年由于极端激进的政治目的(武士道精神),切腹自杀谏世。

(41)川端康成——对于得诺贝尔奖后带来的荣誉和慕名者十分厌恶。他在极度忧郁和矛盾中,选择了煤气自杀。

(42)海子——原名查海生,诗歌作家,由于精神分裂症,25 岁时卧轨自杀。

(43)顾城——朦胧诗派代表人物,极端的个人主义者,最后用斧子杀死妻子后,自缢于大树上。

(44)伍尔夫——英国女作家。母亲去世后第一次精神崩溃,之后患有严重的抑郁症,投河自尽。

(45)杰克·伦敦——美国作家。他在自传体小说《马丁·伊登》中描写主角成名后,得到的是可怕的空虚。他的最后也和书中主角一样,选择自杀。

(46)普拉斯——美国女诗人。性格抑郁和疯狂,31 岁时精神崩溃,自杀身亡。

(47)法捷耶夫——前苏联作家。在政治动荡中,由于身为文艺领导,思想变化多端,最终跟不上时代变化,精神错乱,开枪自杀身亡。

(48)三毛——台湾女作家。原名陈懋平,后改陈平,笔名三毛。48 岁时,因子宫内膜增生症,住院期间,在病房用丝袜在马桶上方吊死,可能与人生观有关。

精神病患者知多少

所谓精神,是指人的感觉、知觉、记忆、联想、情感等各方面的总称。

精神出了问题,表现为精神活动和周围环境的不协调,精神病患者的所见所闻,心中所想的,感情变化,与正常人不同。

是否得了精神病,需要由精神科医生来确定。因为精神症状和精神病不一样;精神活动都是由大脑功能引起的,因此在神经系统,或其他部位的疾病影响到大脑时,会产生精神方面的异常,这就是精神症状。若在大脑方面没有发生什么具体问题时,出现了精神异常,就叫精神病。

据世界卫生组织调查,世界现有 5 亿多精神病患者,我国有,3000 多万人患重度精神病。精神病的遗传因素不可忽视,但是后天失调也有原因;社会越发达,精神病越多,市场经济的发展,和利益结构的变动,是触发精神病发展的原因之一。

精神病的症状

精神病的症状包括:感觉障碍、知觉障碍、思维障碍、注意障碍、记忆障碍、智能障碍、情感障碍、意志行为障碍等。具体的症状可分为几个部分,但是每个精神病患者的症状也不完全一样。

性格改变——如变成抑郁或躁狂;

神经症症状——如歇斯底里症状;

情感改变——出现幻觉、妄想,大吵大闹或沉默寡言;

行为改变——与平时的行为不一样,莫名其妙,举止失常;

注意力不集中——自言自语,语无伦次;

敏感多疑——情绪低落,思想荒诞。

精神病治疗的误区

(1)**认为抗精神病药物能解决一切**:精神病的病因不同于其他疾病,是大脑退行性的结果,有主、客观原因,很难根治。其中心理因素,应主动给医生提供信息,以配合治疗。

(2)**认为精神病不需要服药**:"心病还需心药治。"但是现代临床结果证明,抗精神病药物,可以降低患者的死亡率(自杀率),改变患者的生活质量。

(3)**频繁地更换药物和医生**:由于强调心理治疗,容易走向"信巫不信医"或其他不科学的方法。需要选择经过严格训练的,并有实践经验的医生。

(4)**没有耐心**:不坚持吃药,"见好就收",造成病情反复。

(5)**否认自己有病**:认为自己是受了刺激,想不开所致。

(6)**过分害怕药物的不良反应**:应该知道药物的治疗指数和不良反应的关系,以及克服不良反应的方法,不能"因噎废食"。

(7)**盲目从众**:追求新的、贵的药物。要知道,治疗药物因人而异。

(8)**不恰当地联合用药**:合并用药是为了加强疗效,减轻副作用,要在医生统一指导下实行。不规范地联合用药,容易造成副反应的叠加。

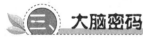

三、大脑密码

大脑在人体中的位置是独一无二的,他位于人体的最高处,四周有密密的头发保护,前面有千里眼,旁边有顺风耳,还有神奇的鼻子和漂亮的嘴巴,他们都是大脑忠实的伴侣。因此,大脑有理由"高高地举起不屈的头颅"。

 ## 1. 大脑主宰人的一切

人的健康不仅仅是身体状况的问题,更多的是精神状况的问题。精神状况的实质就是大脑的活动。大脑的昵称是"脑袋",谚语说:"一个好的脑

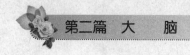

袋,强于一千只有力的手。"

希腊哲学家西塞罗说:"大力士米洛在奥林匹克赛场上,曾肩扛活牛步行绕场一圈,但是希腊统帅们只愿意要像毕达哥拉斯那种天赋的智慧力量!"

 2. 关于大脑的谚语

(1)宁可钱袋瘪,不要脑袋空。如果倒空钱袋,装入脑袋,那就无人能把钱夺走(英国)。

(2)聪明脑袋勤劳手,走遍天下贵如金(英国)。

(3)不要一个塞满东西的脑袋,而要一个善于思考的脑袋(法国)。

(4)炒了一盆麻雀脑袋——多嘴多舌。

(5)不要将脑袋别在裤腰上。

(6)人之所以疯狂,是由于脑袋里进去了一只嗡嗡叫的蜜蜂(英国民间故事)。

(7)脑袋能够和宇宙联系起来,而身体的其他部位只和脑袋相联系。

(8)肚子饿了,人们常说:"喂脑袋去"。

(9)脖子再长,高不过脑袋。

(10)脑袋不需要像计算机那样容易升级。

(11)糊涂的人,脑袋里像一锅刚烧开的粥。

生理和医学研究认为:人体是一种复杂的综合体。体内所发生的化学变化,种类繁多,情况复杂,而且彼此相互有影响,这些反应必须相互协调,才能有条不紊地维持生命运动。要发挥人体的协调作用,必须依赖神经系统,尤其是大脑皮质的管制。大脑皮质通过神经和分泌的各种激素来管制身体内的器官活动。器官活动的基础是基于物质和能量的改变,换句话说,就是人体内的化学反应过程。归根结底就是说:大脑皮质实际上就是调节人体的化学变化。

大脑管制体内的化学反应达到平衡,化学反应有正向反应和逆向反应

两种,例如:

(1)血液循环:一种是将养分输送给细胞,并充分供应。另一种是带走身体中(由于化学反应所产生的产物)的废物。前一种称为动脉血流,后一种称为静脉血流。若血液循环减缓,则原料减少,产物淤积,使化学反应减慢或停止,甚至向反方向进行。

(2)呼吸:一种是氧的供应(原料);另一种是二氧化碳的呼出(产物)。

(3)控制激素的分泌来调节酶的作用。激素参与感觉、记忆、学习、行为等大脑活动的作用。大脑中有循环中枢、呼吸中枢、体温中枢、激素调节机制(如内啡肽)等管制机构。

迄今为止,大脑的高级活动在科学界仍然是个谜,这个谜团包括大脑的许多方面,例如思维、记忆、精神、自我、意识、潜意识、梦、感情、行为、智慧以及脑的疾病等。

3. 伏尔泰讲的故事

活着的每一个人,都要经历悲痛的过程,悲痛的感觉都是一样的。

地震让人联想到痛失的感觉,也会让人想到自己的生死。经历悲痛是一种在思想上变相的康复过程。

经历悲痛的过程有几个阶段:首先是震惊和否认,其次是愤怒,接下来是一厢情愿地幻觉,常常出现的是抑郁,最后是情绪渐渐地平静。旁人或医生对悲痛者可以加快抚平心理创伤。

法国哲学家伏尔泰写过一部短篇小说,描写一位母亲失去儿子后悲痛欲绝的心境。一位哲学家去安慰她。他将历史上许多失去孩子的实际例子讲给这位母亲听,但是毫无作用。不久,哲学家自己也失去了女儿,痛不欲生。他百思不得其解,为什么厄运偏偏会发生在自己身上,他本来可以成为一个更好的父亲。过不了很久,哲学家发现,他自己和那位失去儿子的母亲都已经从悲痛中解放出来。最后的结论是:只有时间才能抚平人类的精神创伤!

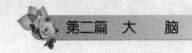

自由的代价是孤独

单身老年人很难找到称心如意的老伴，是由于怕失去自由。匈牙利诗人裴多菲大声疾呼："不自由毋宁死！"可见自由的重要。

但是崇尚自由的老年人，要耐得住寂寞和孤独。那些理性很强、智慧很高的老年人，是能够做到这一点的。

有一位不爱说话、爱思考的老头，谈起他的老伴说："她真是我的老伴，老跟我拌嘴，唠唠叨叨，让我不得安宁。"

另一位也是不爱说话，爱思考的老头，想起他去世的老伴，悲苦地叹息道："我真想念那些充满流言的声音，虎虎有生，如今只落得死气沉沉，真叫人受不了。"

强迫症是轻度的心理异常。

乖孩子一般来说都是有问题的孩子。为什么这样说？

对孩子的错误行为不可以责备过多，使孩子的自尊心下不了台。

有一次，我见到一个2岁的女幼儿尿憋了，来不及蹲尿盆，就撒在盆边上，这给妈妈带来了麻烦，妈妈照例指责她。这一次，她不像以往那样顺从了，她对妈妈大声说："妈妈说得不对！"她没有办法说明她造成的错误原因。

这是一句很普通的小孩话，但是对这位小女孩来说是一件大跃进的行为，她大胆地表示出了自己的意见。可以看出，在她今后生命的旅程中，不太会得强迫症！

这话说得似乎有点不确切，可事实确实如此。

患强迫症的人，生命中积累了太多的被压抑的情感。他力图保持自身和环境的严密控制，过分注重细节，力求准确和完善。表现出循规蹈矩，缺少决断，犹豫不决，依赖顺从；或者形成刻板倔强，墨守成规，宁折不弯的急躁脾气。

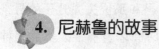

4. 尼赫鲁的故事

强迫症的人都是天才，具有一种未爆发的潜能。

据说印度的尼赫鲁,从小就沉默寡言,因为他的思想深度大大地超出当时社会的思维范畴,难于用言语来表达自己的观点,因此就不爱说话了。可是在以后的发展中,尼赫鲁得以施展他才华的机会,竟然成为口若悬河的大演说家。

一般的人就没有尼赫鲁那样的机会和幸运了。

这些被压抑的天才,在家庭和社会的心理因素诱发下,造成巨大的人格缺陷,表现为:胆小怕事,优柔寡断,偏执刻板,急躁,内向,退缩,或者井井有条,遇事反复推敲,缺乏决断和自信。

洁癖是一种强迫症。注重细节,力求准确、完善,反复地清洁和洗涤表示出过分的要求,以及对环境的不满意。

对安全的过分关注也是一种强迫症。例如对门窗水电等反复地检查,为了防止出错,对原来并不存在的危险作出扩大推测;出门时明知是晴天但总是怕下雨,所以一定要带把雨伞等等,事与愿违的老习惯。

老年人的强迫症是很常见的,俗称"一根筋"、"老顽固"就是强迫症的表现之一。

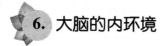

5. 大脑不能移植

大脑是每一个人最宝贵的精华,是个人身体最不能公开的部分,它给了你丰富而不被外人所窥视的内心世界。它使你成为一个独特的个体;即使你做了肝脏或是心脏移植,你仍然是你自己,如果你移植了你的大脑,你就成了另外一个人了。

大脑的内环境,是指大脑在身体中所处的地位以及和其他器官之间的关系。大脑的外环境,是指大脑在身体外面所感受到的外部环境,包括自然、社会、人际、思维方式等。

6. 大脑的内环境

大脑皮质:是大脑的表层,由灰质构成,其厚度约为 1～4 毫米,其下方

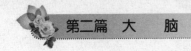

大部分则由白质构成。大脑的功能主要由大脑皮质完成。大脑中间有一裂沟,由前至后将大脑分为左右两个半球,两个半球之间,由胼胝体连接在一起,使两半球的神经传导得以互通。

大脑皮质的神经元都是多极神经元,可分为锥体细胞、颗粒细胞和菱形细胞三大类。

在大多数人类中,语言功能由左半球掌握,形象思维和情感由右半球掌握。

大脑皮质的数据:大脑皮质的表面积约为 1/4 平方米,约含有 140 亿个神经元胞体,它们之间有广泛复杂的联系。

大脑皮质通过髓质的内囊与下级中枢相联系。

大脑有 100 多亿个神经细胞,每天能记录生活中大约 8600 万条信息。据估计,人的一生能凭记忆储存 100 亿万条信息。大脑活动的电能,相当于一只 20 瓦灯泡的功率。

根据神经学家的测定,人脑的神经细胞回路,比今天全世界的电话线路还要复杂 1400 多倍。每一秒中,人的大脑中进行着 10 万种不同的化学反应。

大脑神经细胞间最快的神经冲动传导速度为 400 多公里/小时。

人脑细胞被开发利用的仅占 1/10,人脑的信息储存相当于美国国会图书馆的信息储存量的 50 倍,即 5 亿本书的知识。

大脑本身没有感觉,大脑受伤也不会感觉疼痛。

大脑平均仅为人体总重量的 2%,但它要耗用全身含氧量的 25%,相比之下,肾脏只需要 12%,心脏只需要 7%。大脑的耗糖量占全身的 25%。可见大脑"嗜糖如命","吸氧成瘾"。这两者是维持大脑功能的能量来源,是大脑工作的基本动力。

人的大脑细胞数超过全世界人口总数 2 倍多,每天可处理 8600 万条信息。

人体的 5 种感受器官不断地接受信息中,仅有 1% 的信息经过大脑处理,其余的99％均被筛去。例如:人们每天都看到夕阳西下的风景,心中都有不同的感受,但是这样的信息,都被大脑筛除掉了。可是诗人马致远经过大脑的处理,却写出了不朽的词曲:

《天净沙·秋思》:"枯藤老树昏鸦,小桥流水人家,古道西风瘦马。夕阳西下,断肠人在天涯。"

不让大脑积极活动,大脑反而衰老得更快,反应会越来越迟钝。

大脑的神经细胞,平时大部分被列入"预备队伍",并未全部在工作。因此,即使在考试期间大量用脑,也不会累坏脑子。

科学实验发现,从扫描仪上可以看到大脑的"呼吸",似乎只有,10％的大脑细胞是活跃的。但这并不意味着我们只用了10％的大脑,因为一个大脑细胞可以是沉默着,但同时也在工作着。

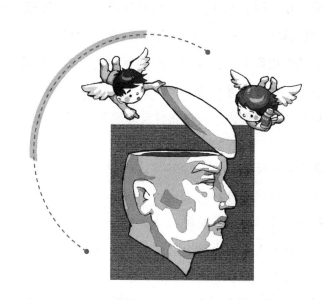

2岁儿童的大脑皮质活动程度已基本接近一般成年人的水准。4～10岁这段大脑活动的黄金期,是人的一生中学习能力的顶峰时期,也是一生中最好的学习时间。要不失时机地开发儿童的大脑。

大脑皮质对内脏活动的调节,根据实验证实:

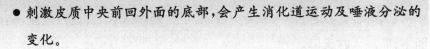

- 刺激皮质中央前回的内侧面,会产生直肠与膀胱运动的变化。
- 刺激皮质前回的外侧面,会产生呼吸及血管运动的变化。
- 刺激皮质中央前回外面的底部,会产生消化道运动及唾液分泌的变化。

这些结果说明,大脑皮质与内脏活动有关。

边缘叶是指大脑半球内侧面,与脑干连接部和胼胝体旁的环周结构;它由扣带回、海马回,海马和齿状回组成。这些部分曾被认为只与嗅觉相联系,而称为嗅脑,但是现在已经明白,其功能远不止这些,而是调节内脏活动的重要中枢。

由于边缘叶在结构上和功能上与大脑皮质的岛叶、颞极、眶回等,以及皮层下的杏仁核、隔区、下丘脑、丘脑前核等,是密切相关的,于是有人把边缘叶连同这些结构统称为边缘系统。边缘系统的功能比较复杂,它与内脏活动、情绪反应、记忆活动等有关。

刺激边缘系统不同部位引起植物性反应很复杂:

- 血压升高或降低。
- 呼吸可以加快或抑制。
- 胃肠运动可以加强或减弱。
- 瞳孔可以扩大或缩小。

边缘系统与初级中枢的调节不一样;刺激初级中枢的反应可以比较肯定一致,比较局限、单纯。而刺激边缘系统的结果变化较大。

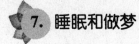

7. 睡眠和做梦

人在梦中,以右大脑半球活动占优势,而觉醒后,则以左侧大脑半球活动占优势。在身体的昼夜活动过程中,醒与梦交替出现,可以达到神经调节和精神活动的动态平衡。因此,梦是协调人体心理世界平衡的一种方式,特别是对人的注意力、情绪和认识活动有较明显的作用。

无梦的睡眠,质量并不很好。或者在梦中仅出现一些残缺不全的梦境片段,是身体虚弱的表现。若长期噩梦连连,也常常是某些疾病的预兆。

做梦,表示人处在熟睡状态。每晚做一定数量的梦是必要的。经常做梦的人,大脑中"催有梦睡眠肽"的含量大大超过"催无梦睡眠肽",催有梦睡眠肽多的人的平均寿命要比催无梦睡眠肽多的人寿命更长些。那些经历丰富、思维敏捷、心态正常的人,特别是到了老年时代,梦境会更多些,梦的内容也更丰富些。弗洛伊德对梦的分析是很有名的,但是环境对人们的梦境影响非常大,即使做同样的梦,其解释也会因人而异;因此,对梦境最有发言权的是做梦的本人,其他人没有必要进行过多的解释。

现实生活和梦境之间,有着千丝万缕的联系,做梦很难用简单的语言来进行解释。因此,"释梦"并不是一门科学,很容易进入歪门邪道中去。

抑郁的人往往使大脑活动过度

令人沮丧的记忆往往会激发大脑大量的工作,远远超过其他题材的回忆。在给抑郁患者做各种复杂的测试(如猜字等)时,其大脑活动要比普通人高出很多,也就是说,抑郁患者在处理平常生活杂事时,其脑力用量要超过正常人才能达到同样的效果。好比是在进行马拉松赛跑时,他们用 100 米冲刺的强劲来进行,最后是精疲力竭。

这项研究结果与以往的观点相反,过去认为,抑郁的人出现思想问题,主要是由于大脑额叶前部皮质的一些区域处于停滞状态,大脑活动量减少。

8. 大脑的外环境

大脑是最容易得病的器官,一般人称之为:精神病、人格错乱、神经官能症,是由于大脑的外环境造成的。

有人统计,大约 20%的成人有神经官能症的表现,但只有 10%可以称之为病态,女性占 16%,男性占 8%。我们都不要把自己排除在神经官能症的表现之外,试想,我们是否有健忘、失眠、焦虑、神态失常、歇斯底里、大喜、大悲、幻想、失望……,这些情绪上的失控状态,就是神经官能症的表现。

大脑的外环境,大致上可以分为以下内容:

(1)自然(景色、天体、天灾、地貌);

(2)社会环境(家庭、教育、婚姻、物质享受);

(3)社会精神(人际交往、政治、经济);

(4)情感生活(文艺、哲学、信仰);

(5)活动(运动、旅游、居住)。

依次描述如下:

——地球是人类的摇篮,但是人不能永远生活在摇篮里。(前苏联宇航之父齐奥尔科夫斯基)

——宇宙起源、大爆炸、黑洞、宇宙扩张,这是 20 世纪人类最伟大的头脑之一的极为感人又迷人的画像和描述。(斯蒂芬·霍金)

——知识就是力量。(培根)

——适当的理智是幸福所不可缺少的东西。(罗素)

——人是一件无法完成的东西,不管你活得多久。(谚语)

——人是一个秘密,我在研究这个秘密,我想做一个人。(陀思妥耶夫斯基)

——每当我提笔时,爱的狂热使我颤抖,如今我老了,既不能爱了,也无法写了。(图格涅夫)

——几乎每个人在爱的道路上都走错了方向。(作家索罗金)

——人类存在的目的,就是要在纯粹的自在的黑暗中点起一盏灯来。个人存在的目的,是要把这盏灯燃烧得更加旺盛,不仅照亮自己,而且也照亮别人。(哲学家荣格)

——我不为己,谁来为我?我只为己,我是什么?不是而今,欲待何时?(犹太教格言)

——人只有从自恋中(无论是个体和群体)完全摆脱出来,才是真正成熟了。(美国哲学家弗罗姆)

——想过、爱过、活过。(作家司汤达自撰的墓志铭)

——莫等闲,白了少年头,空悲切。(岳飞《满江红》)

——向晚意不适,驱车登古原。夕阳无限好,只是近黄昏。(李商隐)

——白日依山尽,黄河入海流。欲穷千里目,更上一层楼。(王之涣)

——空山不见人,但闻人语响。返景入深林,复照青苔上。(王维)

写了以上内容,无非是想说明,大脑与外界的联系,是何等宽广! 何等深刻!

9. 超级大脑和残疾人的故事

39 磅的爱

大家都已知道,关于超级的大脑和残疾的身体的一个非常著名的故事,就是英国科学家霍金的事迹,他写了一本非常著名的《时间简史》。

最近电视台又播出一例令人感动的故事,名叫《39 磅的爱》,是描述了一位名叫艾米·安卡列瓦茨的以色列男子,他在 1 岁的时候患了一种严重而罕见的肌肉萎缩症。医生阿尔多瓦根据常理,预测他只能活到 6 岁。然而艾米在他的母亲尽心照料下,加上他自己发愤图强的毅力下,竟然一直活到 39 岁还没有死亡的迹象。

艾米的体重只有 39 磅,仅比一只火鸡重一些,骨瘦如柴;然而大脑发达,思维敏捷。他的全身肌肉中只有一个手指头能够运动自如,然而他“手脑并用”,成为一位著名的计算机动画创作家。

他创作的动画中,描写了一只瘦小的小鸟,爱上了一只美丽可爱、羽毛丰满的鸟。美丽鸟很喜欢听瘦小鸟富含哲理般的谈论,他们形影不离,享受着心灵的交流。

故事的结尾部分,瘦小鸟对美丽鸟说:"我们的故事终究要结束了……,也许在下一个世界里,我将换一副躯体,我们将永远在一起。"

艾米的创作动画故事不是凭空捏造的,在他的生活中确有其事。

生活在以色列的艾米,最终想回到美国去寻找阿尔多瓦医生,就是这位医生预言艾米只能活到 6 岁。

艾米在家人和朋友的帮助下,最后在迈阿米找到这位医生。艾米对医生说:"只要热爱生命,相信爱的力量,每天都可以享受生活带来的希望和乐趣。"医生同意他的看法。

相约星期二

作为莫里的得意门生,米奇在老教授莫里缠绵病榻的 14 周里,每星期二都上门与他相伴,聆听老师最后的教诲,并在老师死后,将老师的醒世箴言缀珠成链,冠名《相约星期二》。

书中的内容,如:对衰老的恐惧、死亡、爱的永恒、道别、婚姻和金钱、遗憾等,都有精彩的描述。

死亡日记

《死亡日记》这本书记录了癌症患者陆幼青对生命的留言。著名的节目主持人崔永元在"实话实说"栏目中全程作了现场报道。

日记主人说,这是他送给女儿的最后礼物。日记中说:"没想到,我的死亡之路走得如此漫长,折磨得我苦不堪言;但同时,它又让我死得如此从容,连安排墓穴这样的事情都可以亲自为之,想想有趣。活着的时候,东奔西跑,所谓名利二字,死后却有这一方净土,很休闲,很艺术,也很清静。我不知道,躺在下面是一个怎么样的世界。"

四、 大脑是灵魂居住的宫殿

美国医学会的标志是一根柱子上盘缠着一条蛇,蛇身上套着三个连环圈,他们象征人体的躯体、大脑和精神。

蛇身寓意着返老还童,自我康复的精神,蜕去蛇皮变得年轻。现在医学院毕业的医生们都普遍地认为,西方的传统医学只考虑到躯体,而忽略了大脑和精神,是与医学的宗旨相违背的。

 1. 人体的精神面貌表现在心跳和呼吸

精神是生命和力量的源泉,没有精神的话,物质形式是无生命的空壳。人的精神大家都知道来源于人的大脑活动。人体的精神面貌,最主要的表现在心跳和呼吸,这两种中枢也都是由大脑支配的。

心脏的跳动长久以来都被认为是人的思维和灵魂的所在之处。强健的身体必然是具有一个坚强而有力的心脏。很多人都有这样的体会,就是大脑能够支配心脏的跳动;"生平未做亏心事,半夜敲门也不惊",就是这个道理。

心跳是存在于人体内部的运动,周而复始,保持人体血液循环的畅通,给细胞提供营养和排泄废物。使我们的精神焕发,仪表堂堂,面色红润,举止大方得体。

我们人体的核心是有节奏的运动,心跳是一个,另一个有节奏的运动是呼吸。

呼吸运动保持着人体内外部的协调和畅通无阻,特别表现在大脑和躯体中,表现在人的精神面貌上,因为呼吸的吐故纳新作用,使大脑的思维获得新的动力。呼吸新鲜空气就是储备人体的精华,对健康无比的重要。

心跳和呼吸运动的配合,是神经系统的强壮剂,不仅仅是物质上的,而更重要的是精神上的,他影响到人体的各个部分的康复能力。怪不得在大脑如此复杂的机制中,特别划出专门从事心跳和呼吸的中枢,来主管这种生命的原动力。

提高人的精神素质的办法,是使你尽可能地接近精神能量高的人物、地方和事物。

通过阅读精神能量高的人物的作品,例如已通过历史的过滤器而成为

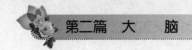

名著的读物,结交仰慕者,参观名人故居或各种博览馆。

精神能量高的地方,包括国内外旅游景点,已被审批的文化遗产、圣地、丛林、海滨,使人获得精神振奋的源泉。

精神能量高的事物,往往是和人物和地方都有关联的。例如参加一些有意义的活动,会议、会见、聚会等。我有一位朋友,他参加了莫扎特诞辰250周年在奥地利萨尔茨堡举行的庆祝活动后,自认为是今世最值得经历的事,从而大大地提升了他生命的幸福指数。

 2. 大脑的精神活动分析

大脑的精神活动,可以从以下 4 个方面来分析,它们是:思维、信仰、想象和情感,分别描述如下:

思维

思维是产生焦虑、内疚、恐惧和悲哀的主要原因,这些情绪阻碍了身体的康复。停止思维是不可能的,但是可以将不良的思维转移到别处去。宗教信仰者、注意力能够集中的人,以及善于思考的人,都能够从平静的思考中获得康复的能力。

信仰

信仰是自我康复的基础。相信自己的病会好起来;相信自己有康复的能力;相信药物的疗效;相信医生的治疗方案。

临床上使用安慰剂治疗的患者,就是这种自然康复的典型例子。甚至可以揭示中国的善男信女用香灰治病,外国的圣水和圣餐的疗效,就是利用人们的信仰而发挥了治疗作用。

为了达到康复的目的,需要克服对医疗不信任的障碍。

想象

想象是一种转移情绪的方法。从事文学和艺术的欣赏是一种很好的修养方法。患者最好是能够将自己躯体上所发生的病变的注意力,引导到对大脑皮质有利于康复的部位上去。这些大脑皮质的功能,能够加强对植物性神经系统的控制,引起自然康复的反应。

有些治疗方法是根据能够提高人的想象力来设计的,例如瑜伽、五禽戏、坐禅、冥想……,让人彻底忘却病痛部位,产生欣快和欢乐的情绪,但是并不是所有的人都能达到这一目的,因为尘世的"七情六欲"牢牢地控制着人们的思想情绪。

情感

疾病使人的身体失去平衡,为了达到康复的目的,需要使自己的情感建立起平衡,避免能量水平产生剧烈的波动。因为疾病使患者的思想达到低潮和悲观的情绪,因此鼓励患者培养对生活的热情可能对康复有利。例如男女坠入爱河,或者发泄怒气之后,常常出现康复反应。情感淡漠不仅是消极的感情,而且可能是影响自然康复的最大的情感障碍。

用轻松愉快、热情洋溢的态度对待生活,能够使我们容易接受生命中常常出现的深奥难测的神秘现象,例如命运和幸福,以及种种不公正的待遇。

 五、歇斯底里和强迫症

人体总共有 60 兆个细胞。

形状和功能相同的细胞集合在一起成为"组织"。

几个功能或目的相同的组织结合起来就成为"器官"。若问人体有多少器官是不太确切的,我们用"系统"来分别各种器官。

大脑属于神经系统中的中枢神经系统,由于大脑的作用特殊,它是人体的司令部。

人脑是由大脑、间脑、脑干(中脑、前脑、延脑)、小脑组成的。

大脑的表面是大脑皮层,神经细胞聚集在这里。

整个脑分成两个半球,两半球彼此以胼胝体(神经纤维束)相连接。

一只剑齿龙的体重 1600 公斤,但是脑只有 70 克,是体重的十万分之四。但是 70 公斤的成年人却有 1.4 公斤的脑,是体重的百分之二。因此,

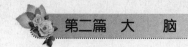

人的脑比剑龙的脑有 500 倍之多,人类的脑容量是所有动物之冠。

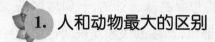 1. 人和动物最大的区别

人脑和其他哺乳类动物一样,具有低级功能,例如体温调节、呼吸和心跳调节、全身运动调节、各种对环境的感受器(视、听、味、触等)、小脑的平衡调节、内分泌和内脏的自控调节,这些功能可以通过动物实验获得研究结果。一些人类的高级大脑活动,例如巴甫洛夫的条件反射,是通过实验犬来进行的。但是更深入的人类大脑皮层活动,即思维活动,动物实验就无能为力了,因为动物不能思维,或者说没有人类的高级思维,如信仰和阅读能力等。

大脑没有功能储备能力

人体的重要器官都有极大的功能储备,例如两个肾中可以去掉一个肾;5 叶肺可以去掉 3 叶肺;胃可以切除大半个;一段小肠可以满足全部小肠功能;心脏和肝脏可以肥大代偿,补足需要;切除的胆囊其功能可以由胆管和肝管肥大代偿得到补充;阑尾可以切除,它的一点点免疫功能可以被其他系统所代替。

人体器官的储备功能是在受到疾病的伤害后可以得到恢复的保障,是人类长期进化选择的结果。

但是大脑有没有功能储备?至少没有听说过可以切除大脑的一小部分,哪怕是一点点也不可以。脑细胞和神经细胞的再生能力很差,死一个就少一个(老年痴呆症就是这样形成的)。大脑受伤后,某些功能可以由其他区域的皮层发展出相应的功能。人脑的功能储备体现在发育上,而不是在取代上。

大脑的开发

人类的意识活动在现有的科学研究上能确定为生理电现象,有点像计算机,但是更为复杂,具有多中心处理器,而不像计算机只有一个中心处理器。有人比喻人脑更像是一台裸机,需要输入很多软件,才能活动得好。

有很多学者认为,人脑只使用了 10% 的功能(甚至有人说只用了 5% 或者更少)。实际上,大脑具有多个意识活动中心。但是正常的大脑活动只有少量的脑细胞处于活动状态,其他的脑细胞受到抑止(或者叫休息),在睡眠时则全部脑细胞受到抑止(做梦时,某些脑细胞还不甘心休息)。

人的注意力集中在某一问题时,这个意识活动中心就大大地处于兴奋状态,而其他的活动就被抑止了。这就是脑力劳动的科学方法,需要劳逸结合。有些人用脑过度后表现出思维混乱,因各种意识活动中心都处于兴奋状态。

会用脑的人越用越聪明。从这个角度来看,大脑不像其他器官那样,太多地受年龄的限制。历史上许多有学问的人,或者是表现一个有智慧的人,都是白发苍苍的老者,像太上老君和姜太公那样的形象。

社会上存在着许多关于大脑的开发问题。开发的过程中很可能会开发出笨蛋或神经病来。关于智力开发要重视质量而不是数量,要智力的平衡。一些智力不高的人,只要具有恒心和务实的精神,在社会上反而能取得更大的成功。

神奇的大脑

脑的分工,大脑皮质主管思考,自发的动作、语言、推理、知觉。

大脑皮层中每平方毫米约有 10 万个神经元,因此大脑中约有几百亿个神经元(可以和银河系中的星星数目相比较)。

与身体的其他器官相比,大脑不是单一的结构。像心脏、肝、肾、胰具有极不相同的器官,如肝是造血的器官,心脏是输血液的泵。

在大脑中也存在许多相互的作用,参与各种活动有其特定的区域,例如运动皮层、纹状皮层和小脑等。参与视觉的有上丘脑的视觉部分与视觉皮层等,它们各司其职。

我们现在已经知道身体的绝大部分器官的主要功能以及如何实现其功能的机制。这些了解有待进一步研究,对其确切的功能没有统一的认识。

如心肌一样,脑细胞也无法再生,它们能存活数十年,其主要原因是由

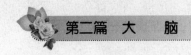

于脑细胞内各种结构可以被替换,犹如汽车类似的置换机制,当这些机制功能逐渐耗损时,细胞内的破坏就发生了,新车就成为陈旧的老爷车。

组件置换机制需要细胞内特定的分子参与,但是这些分子也会有一定的寿命期限。寿命达到极限时,就出现了细胞的老化、死亡。当脑细胞死亡的数目够多时,脑也就老化了,这时候会发生一系列生理现象,如健忘、行动迟缓,甚至痴呆等。

人过了50岁,每10年脑细胞就损失2%的重量。脑回(大脑皮质突起回绕部分)变为扁平,脑沟(脑回的低陷部分)变得较大,而且脑室(脑深部充满液体的空隙)也变大了。脂褐质将白质与黑质染成乳黄色,逐渐使颜色变深。因此,大脑的衰老是有颜色标示的,正如心脏的衰老也有颜色的标识一样。

大脑的衰老过程,在显微镜下显示,神经细胞的数目在逐渐减少。大脑皮质的变化可代表整个脑部的变化:额叶皮肤的运动区丧失20%～50%的神经细胞;脑后部的视觉区丧失50%的神经细胞;两侧的体感区也丧失50%。幸运的是,大脑皮质的高级智慧中枢,其细胞丧失要小得多,其中一大部分可能是由于其他细胞重复。功用与多余功能的代偿作用所致。也有可能,这些数量较少的神经细胞增加了其活动力。

从以上的解剖与生理研究,可以说明,有些智慧老人的"后发力量"是怎样形成的,如活到100岁的马寅初和巴金两位世纪老人,临终前也没有失去智慧。有位哲学家说:"大脑是一个人的灵魂居住的宫殿。人的肉体到青壮年后就开始衰败了,而灵魂的成长是无止境的。"

研究表明:某些皮质神经细胞(位于脑部高级思考区)在成熟后会变得功能更加旺盛。专家发现,一些没有老年痴呆的健康老人,其许多神经细胞的丝状分枝(树突)持续增长。这些现象可以解释老人智慧的来源。

心理问题等级划分

心理健康不像其他器官疾病那样,有具体的检测指标和体征表示。只能从总的精神状态和心理活动的外在表现作为粗略的划分为下列四个

等级:

　　(1)健康心理状态(不觉痛苦,不觉异常,社会功能良好)。

　　(2)不良状态(亚健康状态,时间短,损害轻,能自己调整)。

　　(3)心理障碍(不协调性,损害较大,针对性,需求助心理医生)。

　　(4)心理疾病(强烈的心理反应,明显的躯体不适,损害大,需心理医生治疗)。

怎样保持良好的心态

　　社会是一个大熔炉,又像是一座竞技场,到死方才走出来。人们都已经体会到良好的心态是一切成功的基础。保持良好的心态关键是保持心理平衡,胜不骄,败不馁。要有一颗平常心,时刻保持积极向上、精神振奋、快乐、轻松愉悦的心情。

　　人体实际上是一个系统平衡场所,我们可以从以下三个方面来考察它们的运转:

　　(1)从呼吸、循环、消化、性功能的运转来达到体能平衡。

　　(2)从骨骼、肌肉、神经、五官来达到人体运动功能平衡。

　　(3)从反应、意志、智慧来达到维持人的情绪平衡。

　　以上(1)和(3)容易受到内、外因素的影响而失去平衡。良好的心理状态能使体内神经系统、内分泌系统的自我调节处于最佳状态,提高免疫功能。

　　不要小看宗教,宗教要解决的问题都是人类的道德问题。世界人口中,大约80%的人口信仰各种宗教。其统计数字如下:

基督教	19.55 亿	33.88 %
伊斯兰教	11.27 亿	19.53 %
印度教	7.93 亿	13.74%
佛教	3.11 亿	5.93%
锡克教	0.17 亿	0.29%
犹太教	0.14 亿	0.24%

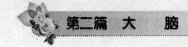

巴哈教	0.06亿	0.10%
耆那教	0.04亿	0.07%
各种新兴宗教	1.17亿	2.02%
其他宗教	2.72亿	4.71%

绝大多数中国人没有宗教信仰。著名学者钱伟长当初留学美国的时候，要填写一张表格，其中一项是宗教信仰，钱伟长表示没有信仰。签证官说，美国人认为，没有信仰的人有可能是坏人，那么我就给你写上是儒教吧。其实中国的儒教或是道教不算是一种宗教，而是一种道德标准。

人们由于立场、观点、方法、修养或教养不同而常常做错事、说错话，因此人们常常要生气。有良好心态的人认为：生气是拿别人的错误来惩罚自己。

有良好心态的人时刻对自己说："你是最棒的"，遇到困难的时候，要适当地舒缓一下自己的情绪。

外国人提倡博爱，中国人更进一步，提倡"五爱"。现代社会精神压力比较强，工作比较难做，自己又比较好胜，太追求完美，但不尽如人意，怎么办？处世之道要求我们：要换位思考，要与人为善，感恩戴德。要学会施爱，才能被爱。

大脑高高在躯体之上

大脑是人体中最重要的器官，所以在生理上处于最安全的位置。大脑高高在躯体之上，处于坚固的颅骨之中，外面有柔软而稠密的头发保护，双手随时可以对头部采取保护动作。从组织解剖上来看，大脑处于相对独立的状态，有以下特点：

脑膜：有硬膜、蛛网膜、软膜等三重膜结构。

脑脊液：流通全脑，形成缓冲。

脑屏障：由三种屏障组成隔离网，使大脑处于相对独立的状态。

(1)血—脑屏障：存在于脑内毛细血管周围。只有最必需的营养成分才能从血液进入脑内。所以若设计达到脑部的新药，要研究此药物通过血—

脑屏障的能力。葡萄糖是能达到大脑的主要营养成分。维生素 E 能通过血－脑屏障,但不容易,要有足够的量才能通过。维生素 C 能聚集在大脑和神经周围组织和体液中。谷胱甘肽是大脑和神经最主要的抗氧化物质,但是口服难以通过。其他成分(N-乙酰-L 半胱氨酸、叶酸、硒和维生素 B_2)能自行生成谷胱甘肽。其他(如维生素 C、硫辛酸、辅酶 Q_{10})也能再生谷胱甘肽。硫辛酸能通过血－脑屏障。

(2)**血－脑脊液屏障**:一些大分子物质较难从血液进入脑脊液,仿佛在血液和脑脊液之间存在着某种特殊的屏障。例如一些脂溶物质容易通过,而离子的通透性较低。血－脑脊液屏障的基础是无孔的毛细血管壁和脉络丛细胞中运输各种物质的特殊载体系统。血－脑脊液屏障在三种屏障中最不完善。

(3)**脑脊液－脑屏障**:这种屏障是由室管膜上皮、基膜和室管膜下胶质膜等共同组成,使脑脊液内某些物质,先被吸入细胞组织间液,然后达到神经细胞内。

 ## 2. 大脑的营养

血－脑屏障可以严格识别血液中的营养成分,使其选择性地进入大脑组织,从而维持中枢神经系统内环境的平衡和稳定。新的研究显示营养物质包括葡萄糖、脂肪酸等,进入血液后几乎马上对脑细胞和脑功能产生影响,使情绪发生变化。现在已证明,维生素是强力抗氧化剂,它对脑细胞在内的所有体细胞均产生影响。

5-羟色胺是重要的一种神经递质,许多补品、维生素、营养品及脂肪酸能提高和调节其活性。

不久前人们还认为,已发育的成人大脑不可能再长出新细胞,因此大脑的基本细胞结构若出现缺损是无法修补的,如帕金森病、阿尔茨海默病、酗酒、中风、大脑外伤以及老化过程造成的缺损等。但是在 1998 年时,瑞典歌德堡的盖奇·埃里森博士通过实验认为,在两位大于 70 岁的老年人的尸体解剖中,发现在海马结构区有成熟的新生细胞存在,这些细胞正处于分裂状态,能孵化出新的脑细胞。

这个发现使科学界很振奋,它指出大脑的营养很重要。婴儿及儿童的大脑发育离不开脂肪的营养,但是成年人的食物中脂肪对他们就没有什么影响,然而现在知道,人的任何年龄,包括老年在内,神经系统的生长离不开脂肪酸,特别是像 DHA、EPA、DPA,那些称为"ω-3"的优质脂肪酸。

各种脂肪酸对大脑的作用是不一样的:饱和脂肪酸是大脑的大敌,单不饱和脂肪酸(如油酸)可增进记忆力,多不饱和脂肪酸中有好也有坏,要看其类型而不同。ω-3 系脂肪酸是好的,ω-6 系脂肪酸其比例要合适才好。现代人大吃精炼油和汉堡包,使 ω-6 的比例比 ω-3 多了 15 至 20 倍,加速了人类衰老过程。其影响最大的是将会使大脑组织病变。最近的研究证实,过量的谷氨酸(味精)使神经元处于持续的兴奋状态,直到精疲力竭。花生四烯酸将谷氨酸释放出来,在细胞中引发一系列的分子反应。

ω-3 系列脂肪酸在鱼类中含量颇丰,多吃鱼是脑力下降的克星,每星期只要吃 28.3 克(1 盎司)的鱼肉就可以将认知力下降的危险性降低 55%。总的来说,只要将 ω-6 系脂肪酸和 ω-3 系脂肪酸的比例限制在 4:1,就可以使大脑完美地运转。

国际专家小组的兰德博士推荐最佳脂肪酸方案是:4.4 克 ω-6 系脂肪酸;0.65 克长链 ω-3 系脂肪酸(从海鱼中获得)。

这样的饮食结构可以达到 ω-6 系脂肪酸和 ω-3 系脂肪酸的比例为 1:1。

兰德博士 30 年来一直警告大家,ω-6 系脂肪酸以色拉调味汁,尤其是以玉米油和大豆油做的色拉油最坏。最好的选择是橄榄油和卡农拉油(Canola,一种北美的菜籽油)。

新西兰的一位专家建议,哺乳的母亲每天应该在饮食中加入 200 毫克的 DHA,就可以使乳汁中的含量达到可以接受的水准(指在美国人的饮食情况下)。

大脑需要葡萄糖,葡萄糖对大脑的营养至关重要。人们将吃饭说成是喂脑袋,这是有科学根据的。因为大脑在人体中是消耗能量相当多的部位,脑本身的重量只占全身的2%,但消耗的能量却占80%(能量主要来源于葡萄糖)。

为什么大脑比其他器官格外需要葡萄糖? 这是因为在大脑以外的葡萄糖可被无氧分解,而在大脑里,则是有氧分解。具体地来说,葡萄糖在其他器官中,分解后生成乳酸。乳酸被送到肝脏,再变成葡萄糖,可以反复使用。然而在大脑中,葡萄糖则被分解成二氧化碳和水,所以大脑需要不断地通过饮食来补充,一天不吃饭就饿得慌。

成年男子,脑子1小时大约消耗5克葡萄糖(1天为20克)。而血液中的葡萄糖含量,也是5克,这样葡萄糖很快就会用光,不够用时,肝中的肝糖原就会变成葡萄糖,进行补充。一顿饭可以在肝脏里贮存的糖原大约为50～60克,也就是说,只能维持10小时,最多是12小时,任何人经过12小时不吃饭就会饥肠辘辘。

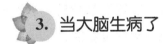

3. 当大脑生病了

阿尔茨海默病

旧称老年前期痴呆病首次由德国医生阿尔茨海默发现,他在解剖一个女患者尸体时,发现脑部存在异常肿块的纤维斑块和扭曲,他称此为神经炎斑及神经纤维结。

本病女性多于男性,约为2:1。起病于老年50～60岁,年龄每增加5年,患病率将增加一倍。有家族史者病情发展较快,心理和社会因素可能是发病诱因。

现代研究认为,本病的发生与神经递质的生物合成酶活性的降低有关系。主要病理改变为大脑皮质广泛萎缩和神经细胞的变化。脑电图早期呈节律减退,晚期为弥漫性慢波。脑影像学检查示脑萎缩和脑室扩大。

细胞丢失或凋亡是造成AD脑组织神经元减少的主要原因。脑重量较同年老人轻,蛛网膜增厚,脑回变窄,脑沟变宽,尤以额叶和颞叶为最。最典型的改变是大脑皮质发现老年斑、神经元纤维缠结、海马锥体细胞中颗粒空泡变性。

阿尔茨海默病最著名的患者是美国前总统里根,他在 93 岁时去世,在他生命的最后 10 年时间是在病魔缠身的情况下度过的。他在这以前就以公开信的方式公布了患病的消息。此后,老年痴呆症就受到世人广泛的关注。目前世界上患此病的人多达 200 万。

老年痴呆症目前尚无特效治疗方法,关键在于预防。

修女不得痴呆症

美国的史南登教授(David Snowden)在 2001 年 5 月出版了一本书名为《优雅地迈进老年》,书中记述了他在一个偶然的念头下,决定用圣母院派的 68 位修女作一个长期追踪的老年痴呆症的病理研究。在 15 年中,将修女们从 75 岁到 106 岁的养老生活情况,作为老年痴呆症研究的最好对象。因为修女们长寿,又由于修女们不生孩子,死后肯捐出大脑用于解剖实验。她们每个人都和史南登教授结成了朋友,让教授有机会能够熟悉她们在世时的性情、习惯和工作态度,是否会影响她们得老年痴呆症的可能性。

有过中风或脑震荡的人得老年痴呆症的概率会增加。除了基因不同之外,修女们的教育程度是影响老年痴呆症的一大因素。患有忧郁症的人更容易得老年痴呆症。脑神经研究证实,长期患忧郁症的人,脑子也会慢慢地缩小,几乎可以说是老年痴呆症的早期。

这本书提到,这些修女们在出家当修女时,每人都得写一份 200～300 字的自传,解释自己为何选当修女的决定。她们的目标大部分是想当老师,她们的人生目的和认知能力比常人要强,教育程度也最高,因而得痴呆症的可能性也较小。

书中举出一个叫玛丽修女的例子,她在 98 岁时决定将她的遗体捐出做医疗实验。她说这是她一生中最快乐的事。在 101 岁时仍能通过规定的修女考试;102 岁时,她变得很安静,不想吃药,她说:"会不会因为吃药而晚去了天堂。"

她去世后被解剖了大脑,发现她的脑子早已缩小了许多,到处都是打的结子,但是在新生的大脑皮质部,却很少打结。由于她处处为众生服务,几乎达到忘我的境地,所以不能轻易地察觉有痴呆症的症状。

治疗老年痴呆症已经开发出几种药物。此外,长期服用女性激素、降胆固醇药,或维生素 E、C 和叶酸,这些抗氧剂都能避免大脑老化,可预防老年痴呆症。

亨廷顿病

在中世纪,亨廷顿病曾经有一个美丽的名字,叫圣维特斯舞蹈病。此病开始从最初夸张的肢体摆动,到肌肉失去控制,逐渐变得偏执,发展到严重痴呆,患者经历着惨痛的折磨。

1872 年有一个名叫乔治·亨廷顿的英国医生首次在报纸上描述,他注意到此病似乎在家族里传播的,他称此病为舞蹈病,因为患者的动作像是跳舞。

亨廷顿在纽约长岛发现的这个病例是发源于新英格兰的一个大家族的一部分:在 12 代人的历史中可以找到 1000 多个患者。在后代中有好几个妇女曾被指控为巫婆而被烧死在萨勒姆的火刑柱上,她们被看成是魔鬼附身。现代的悲剧被认为此病是由于醉酒或发疯而因此丢掉饭碗的。

此病的后代间有一种宿命论的概念,就是你无论如何去注意或预防总也改变不了病魔缠身的命运。这也令人想起希腊神话——盲人预言家特瑞西阿斯。他在没有失明时无意中看见阿西娜洗澡。羞愧的女神一怒之下弄瞎了他的双眼。后来女神后悔对他的惩罚太严酷了,便赋予他有预言的能力。然而特瑞西阿斯只能看到未来,却无法改变未来,也包括他自己的命运。

事情终于有了转机,1993 年,科学家分离获得亨廷顿病的相关基因 IT15。目前,科学研究发现,一种可以修复广泛的致残基团缺陷的药物,有希望使数千种疾病得到治疗,其中包括 HD。

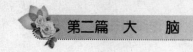

帕金森病

1817 年英国医生詹姆士·帕金森第一次描述了此病,他称该病为震颤麻痹病。后来发现,此病尚有其他症状,如肌肉僵直、写字不规则等。此后医学界重新以帕金森病命名。

PD 是一种中常见的神经功能障碍疾病,主要影响中老年人,多在 60 岁以后发病。其症状表现为静止时,手、头或嘴巴不自主地震颤,肌肉僵直,运动缓慢,以及姿势平衡障碍等,导致生活不能自理。一些著名人物,如教皇约翰·保罗二世、拳王阿里、希特勒、阿拉法特等都是帕金森病患者。

体内病理变化:患者的黑质、蓝斑和迷走神经背核等部位的色素细胞发生变性,导致多巴胺递质生成障碍,造成多巴胺能系统与胆碱能系统的不平衡,引起一系列的临床表现。

PD 的四大症状表现为:静止性震颤,运动障碍,强直和姿势平衡障碍。典型的表现为面部表情减少,称为"面具脸",手指节律性震颤"搓丸样动作",站立特殊姿势,行走慌张"小碎步"。

研究发现,PD 的病变部位在人脑的中脑部位,该处有一群神经细胞叫黑质神经元,它们通过合成一种"多巴胺"的神经递质,对大脑的运动能进行调控。当这些黑质神经元变性死亡达 80% 以上时,就会出现 PD 症状。

PD 与年龄老化、遗传和环境等综合因素有关。有研究表明,它可能与环境毒素有关,如杀虫剂、除草剂、其他农药、重金属(如锰、铅等物质)的接触。

4 月 11 日是"世界帕金森病日",中国的 PD 已达 172 万人,其中以 50 岁以上的知识分子居多。PD 患者中有多达 40% 的人易得抑郁症,是影响生活质量的主要因素。

癫痫

俗称羊角风(疯)。因为发病像风一样来去突然,体态蜷缩如羊角,犹如发疯一样,故名。据估计,我国有癫痫患者 800 多万人,每年有 40 万新发患者。其中 40% 的患者未经过治疗,35% 的患者是不正规的治疗。癫痫是常见的疑难病症之一,具有顽固性、突发性、反复性等特点,患者饱受痛苦。

癫痫是由于大脑神经元反复放电所引起的一种脑功能紊乱,其部位不同可表现为不同病况。病因可能有:遗传、脑损伤及其他疾病因素(代谢疾病、内分泌、心血管、中毒)和环境因素等。有人认为是由于间脑的水分和盐调节中枢负担过重而引发。还有身体疲劳、发热和精神因素有关系。男性患者比女性患者稍多,农村发病率高于城市。癫痫病的发作有以下几种类型:

(1) 大发作;

(2) 小发作;

(3) 精神运动性发作;

(4) 局限性发作;

(5) 其他(自主神经发作、小儿痉挛、颞叶癫痫等)。

癫痫不是精神病,其发病率约为5‰,5%的正常人一生中可能出现一次或几次癫痫小发作。癫痫患者不妨碍他发挥出色的思考能力。

历史上出现过伟大的人物中有癫痫患者,例如恺撒和拿破仑。据史料记载,恺撒死前已患上严重的颞叶性癫痫病,使他在晚年深受其苦。拿破仑在贡比涅宫首次在公众场合下,由于癫痫小发作而失态,事后他一点也记不起来。后来他癫痫发作的次数与日俱增,通常在傍晚或深夜,特别是在高度紧张和劳累后,病情更加严重。最厉害的一次将夫人约瑟芬都吓得发抖。

大约有1/3的癫痫患者可能患有睡眠呼吸暂停综合征(DGNEWS)。患有对光敏感性癫痫患者,因看电视而发病称为电视癫痫病。通过实验研究,微弱电场可引诱抗癫痫发作。癫痫的诊断可以靠脑电图来确定。癫痫必须依靠专门的医疗,用药物或手术治疗才能奏效。

睡眠障碍

睡眠障碍和失眠不完全相同,失眠是睡眠障碍的一种。

睡眠障碍中以失眠最为普遍和严重。在现代工业社会中,失眠成为全球高发疾病,中国是最高发的国家之一。据有关部门测算,上海有40%的慢

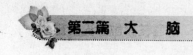

性失眠者,具有良好的睡眠质量反而少见。

容易产生失眠的人与所从事的工作性质有关,例如作家、记者、演员、公司白领、设计师、创意人、夜班护士、司机、保安、超市员工、全日医疗陪护等。许多人觉得,老人睡得少很正常,这是一种误解。实际是,睡眠好也是老人长寿的一个因素。

现代的科学研究认为,睡眠的功能是:使大脑的意识水平降低或消失,在睡眠中大多数的生理活动和反应进入惰性状态。通过睡眠,使疲劳的神经细胞恢复正常的生理功能,精神和体力得到恢复。睡眠时垂体前叶生长激素分泌明显增加,有利于促进机体生长,并使蛋白质合成增加,有利于记忆的储存。

睡眠的机制:根据脑电图和眼动图可以分为二个时期:非快眼动期和快眼动期。在非快眼动期被唤醒则感倦睡。在快眼动期被唤醒则意识清楚,无倦怠感。生理研究表明,脑干尾端是睡眠中枢所在,有中枢神经介质的参与,如5-羟色胺和去甲肾上腺素等的影响。

情感性精神病,不论是躁狂还是抑郁,都有睡眠障碍,发病年龄多半在青壮年,女性多于男性。

失眠(入睡难)和睡不醒(睡眠过多或节律异常)已成为都市白领人群,特别是女性的健康新杀手。长期失眠造成的危害是头疼、头晕、记忆力衰退、食欲缺乏,久而引发慢性病变。

每年的3月21日是"世界睡眠日",2007年的主题是"健康睡眠与和谐社会",可见睡眠对每一个人是多么的重要。要解决失眠可以用药物,但更重要的是行为调节和自疗。

酒精中毒和酒精依赖

莎士比亚说,每一杯过量的酒,都是魔鬼酿成的毒水。一个人只要恶醉一次,对身体的伤害就相当于害了一场大病。

酒成为人类的嗜好品由来已久,形成了所谓的酒文化。古希腊的酒神和中国称为酒仙的诗人李白是脍炙人口的。但是中国古代的饮酒度数很低,在常量下不容易醉倒人。自从发明了蒸馏酒以后,酒精中毒现象就司空见惯。

饮酒入肚后,80%由十二指肠和空肠吸收,20%由胃吸收,5分钟后即进入血液,30～90分钟达最高浓度,两个半小时被全部吸收。90%以上由肝脏代谢,所以中毒后对肝的损害特别大。血液中酒精超过0.1%即进入醉态,超过0.4%可招致生命危险。

酒精和吗啡对心理依赖性很强,超过可卡因、大麻和烟草。酒精依赖俗称喝酒成瘾,酒精依赖者被称为酒鬼。鬼是不务正业的,中外古今都有数不清的例子,曾发生的尼泊尔王宫血案就是喝了太多的酒造成的。

尼泊尔王子的悲剧:据报道,尼泊尔前王储迪彭得拉不满意家庭对他的婚姻安排,有一次他喝了大量的威士忌酒以后,手持自功步枪,走进王宫起居室,杀死包括国王、王后、王子和公主,一共11名王室成员,最后自己开枪自杀。

酒精急性中毒的现象可以分为三个时期:兴奋期、共济失调期和昏睡期。慢性中毒的现象行为不一,主要表现在精神状态和行为上。

酒精中毒的病理生理描述:酒精是亲脂(亲神经)物质,对神经中枢有抑制作用。饮酒后身体有松弛和温暖的感觉。精神上有消除紧张、解乏、减轻不适和疼痛。

酒精中毒对人体的损害有下列几个方面:

(1)引起神经系统症状(手指震颤、步态不稳、四肢发麻)。

(2)记忆力和认知力缺损。

(3)导致癌变。促使肝、脾、肾和血管大量病变。

(4)损害生殖细胞。

(5)形成精神障碍,增加社会性不良因素,如暴力和各种犯罪行为。

长期和大量饮酒可导致大脑皮质、小脑、脑桥和胼胝体变性,对肝脏、心脏、内分泌腺损害,导致营养不良,酶和维生素(特别是B族维生素)缺乏等。

无论男人的精子还是女人的卵子,对酒精都会产生强烈的敏感反应。所以受精卵受到酒精毒害后,引起胎儿的"酒精中毒综合征",使婴儿智力低下。

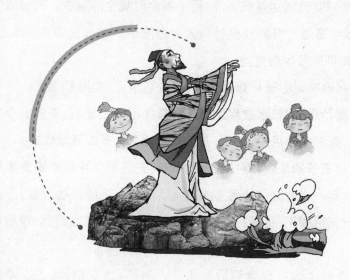

李白和陶渊明后代的悲剧故事

李白是中国第一诗人,也是嗜酒出了名的醉仙。在他的诗歌中咏酒的名句,俯拾即是:

"莫使金樽空对月。""但愿长醉不复醒。"

但是李白的四个儿子:长子呆,次子傻,三子痴,四子愚,都是弱智。非常可惜。

另一个溺酒的名人是陶渊明。在他自传《五柳先生传》中说:"性嗜酒。""造饮辄尽,期在心醉。"

陶渊明在50岁左右,就已经老态百出,不禁悲中从来,且以酒解愁。他写了一首五古《责子》,诗中对五个儿子,都点名骂了一通。

李白和陶渊明都是患的"酒精慢性中毒综合征",他们太爱饮酒了,害了下一代而不自知。

现代研究表明,饮酒时不能同时服药,否则会发生不良后果。例如头孢菌素抗生素类药物,能抑制肝脏里的乙醛脱氢酶,这种酶的水平高低影响着解酒功能。有些人喝酒不容易醉,是由于此酶水平高,使体内酒精氧化为乙醛后,再继续氧化分解。而头孢菌素类抗生素抑制肝脏里的乙醛脱氢酶,导致乙醛在体内蓄积,引起乙醛中毒。

饮酒有两面性,少量饮酒还有一定的好处。因此,精神病专家建议,男性每天不超过 2 瓶啤酒或一两白酒,女性每天不超过 1 瓶啤酒,不可混饮。

神经病

神经病是一个敏感的话题,人们经常骂人或被骂以"神经病"。其实人们想表达的是"精神病"的含义。

神经病是指神经系统发生器质性的疾病,如抽筋、口歪等。神经症又称神经官能症,是一组轻性的心理障碍的总称,如癔症、歇斯底里等。精神病指严重的心理障碍,出现持久的心理失常状态。

在人的所有器官中,大脑是最易生病的器官,就像感冒发烧一样是最常见的疾病现象,被称为"轻型精神病"或"心理性障碍"。以此标准来看,人人都有神经症的表现,试问:你发过脾气、骂过人吗? 你曾忧郁和心情沮丧过吗? 但是若经常这样,就成为病态了。就如电影《不要和陌生人说话》的男主角那样,是一种严重的精神障碍。

各种心理性障碍的人物,往往成为文学艺术描写的对象,因为一个正常的人是没有什么令人感兴趣的情节好写的,例如:歌德《浮士德》,拜伦《唐·磺》,司汤达《红与黑》,果戈理《死魂灵》,莱蒙托夫《当代英雄》。

以上都是以男性为主角的具有心理性障碍的人物。

以女性为主角的人物可以举出更多,例如:契诃夫《脖子上的安娜》《跳来跳去的女人》,茨威格《命丧断头台的皇后安托·瓦纳德》,夏洛蒂·勃朗特《简·爱》,凯瑟琳·温莎《琥珀》。

常见的神经症有癔症、恐惧症、强迫症、焦虑症、抑郁性神经症、神经衰弱等。常见的精神病有精神分裂症、躁狂抑郁症等。

神经症和精神病都属于精神医学的范畴。神经症患者约有 10% 在疾病过程中有精神病样症状发作,而精神病早期亦可表现为神经症样的症状,但是二者实在是两种不同的疾病。

神经症的具体表现

作为万物之灵的人类,大脑造成的精神障碍疾病可以说是最为复杂的分类和表现。根据《中国大百科全书·医学卷》的内容,将神经症分为以下几个类型:

(1)焦虑状态。

(2)癔症。

(3)恐怖状态。

(4)强迫性障碍。

(5)神经症性抑郁。

(6)神经衰弱。

(7)人格解体综合征。

(8)疑病症。

(9)其他神经性障碍。

神经症患者与一般常人的区别在于精神上的自我折磨而不能创造社会价值。心理冲突是痛苦的、消极的和无价值的。大事转变为生活的鸡毛蒜皮,造成无内容、无对象的焦虑。神经症不同于精神病可能有以下三个界限可以被区分开来:

(1)精神障碍相对的轻微,不歪曲现实,不把主观的病态心理或想象跟客观现实相混淆。

(2)身体各部分(包括大脑)无器质性、病理性改变。有自知力,承认自己有毛病,能够主动看医生,其行为被社会认可。

(3)正常人在不良的精神刺激和社会处境作用下可有各种心理和生理反应,例如烦恼、紧张、焦虑不安、恐惧、抑郁、反复出现且难以排遣的思想、疑问、脑力和体力下降、失眠、各种自主神经功能变化和身体不适感觉等。这些与神经症之间并无截然分界线,只是程度不同而已(较轻、痛苦小、时间短)。

象棋的故事

例如奥地利作家茨威格的小说《象棋》中描写一位男人被德国盖世太保关押在监狱里,不许他接触所有的文字,避免他有思维交流,迫使他因为与世隔绝而精神崩溃。幸亏他偷了一副象棋棋谱,自我研究成为象棋大师,避免了一场患上精神病的命运。

对几种神经症的描述

(1)**焦虑神经症:**A男士出身名门,受过良好的教育。非常聪明,又好动脑筋。从小父母对他过分地照顾,经常用社会上出现的不良倾向来教育他,向他讲了许多社会上的黑暗面,平时对其管教甚严,不许他随便出门,晚上天黑前要回家,不要结交陌生人等。

A男士在生活的经历中,遭受到许多不如意的事,虽然最终都过了关,但是在心灵上养成了胆小怕事,忧心忡忡的性格。遇事提心吊胆,惶恐不安,往往有大难临头,或死在眉睫的感受,但实际并不存在。

A男士遇到困难,往往从最坏的结果来考虑,他经常挂在嘴边的一句话是"完蛋了!皮肤受伤就想到破伤风,排队太长就怕买不到东西。

思想的焦虑往往会反映在躯体上的不适,如呼吸困难、心跳、心慌、头晕、发软、恐怖、求救。

(2)**恐怖性神经症:**B女士出生在一个内地小城镇的手工业主家庭中,从小娇生惯养,缺少健康而严格的家庭和社会教育。

B女士性格害羞、内向,对家庭的依赖性强。她不善于与人交往,看见生人就红脸,躲躲闪闪,不敢正面看人,更怕别人看出自己的心情,因此表情很不自然。

B女士胆小怕事,表现为恐高症,怕过窄桥,怕黑暗、怕雷电刮风等自然现象,怕动物如蛇、鼠等,怕到人多的地方去。这些现象都与缺乏健全的人格有关。

(3)**强迫性神经症:**C男士出身知识分子家庭,受过良好的教育。学习努力,成绩优异,从小就是三好学生。

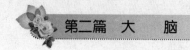

强迫性神经症是最典型和最常见的神经症,常人都有强迫性格的倾向,但都没有达到神经症的程度。但是 C 男士的平常表现就很容易看出,他的强迫症状已很明显了。

C 男士追求办事要尽善尽美,要求严格,一丝不苟。因此,无论做什么事都要反复地检查核对,生怕出一点错。处事死板,过分谨慎,循规蹈矩,墨守成规,因此被同事称为"一根筋"。

C 男士从小就生活在一个刻板和严谨的家庭中,父亲严厉得不近情理,要求孩子都要按他的意志办事。表面上看起来,家庭生活和睦,相安无事,但是孩子们的心态潜移默化,逐渐形成强迫型性格。C 男士到了老年也不改此性格,成为固执的老顽固。

强迫性神经症的人,若遇到能够欣赏和容纳他的同事、同伴和家人,也能够保持他能力的正常发挥,有时还能获得非一般的成功。但一般情况下,都是苦大于乐。

(4)疑病性神经症:D 女士出生在大城市的小资产阶级家庭中,受过良好的教育。性格内向,多愁善感。从小体弱多病,表现得很娇气,但是身体并没有实质性的病变。她从小性格有些怪癖,吃东西很挑剔。随着年龄的增长,逐渐养成过分关心自己身体健康的毛病。

D 女士身体的小毛病很多,神经敏感,往往对身体作出很坏的估计,但是与实际情况并不相符。她自己对疾病和治疗有些认识,但并不深刻常常是一知半解。她经常看医生,有一点身体不合适就去大医院找专家诊治,过分注意身体中的某一部分或某一方面,如心率、消化系统、营养状态、白细胞计数等。对任何轻微的身体异常都不放过,如某次测得血糖值高于正常值就怀疑自己得了糖尿病,于是就得将身体的许多不适都归于糖尿病的征兆。她对诊断比治疗更感兴趣,要求医生用贵重精密仪器为其作全身检查。明知自己烦恼过分却无法摆脱,打消一个顾虑又产生另一个顾虑,永远处在无限的烦恼之下不能自拔。

D 女士特别注意药物广告,重视养生之道。她相信自己患了病(实际并不存在),但理由不充分而且又毫无根据和推理,但却不接受也不满意医生的解释,自作聪明地到处求医问药,总是对医生不满意。

疑病性神经症常伴有焦虑性、情感性、抑郁性的精神障碍。性格多为急躁、易怒、多疑、敏感、固执、孤僻。

在看病过程中,由于医生语言不慎、检查过多、随便开药等医源性因素,往往加重了 D 女士的疑病倾向。

(5)癔症神经症:E 女士娇小玲珑,讨人喜欢,却常感情用事,表面上热情待人但是情感肤浅,缺乏真诚,易变而幼稚。这是因为她看了太多的言情小说,思维经常进入幻想之中,十分羡慕富家子弟和外国王室的富贵生活。

E 女士对别人的要求特别多,依赖性强,总希望得到别人的照顾、注意和赞扬,喜欢追求刺激,总将自己的主观意识暗示给别人。

E 女士缺乏自信心,没有主见,为了讨好他人,缺乏独立见解,因此经常说谎话,达到讨好别人,抬高自己的目的。她表面上对生活充满乐观和热情,但是情绪不稳定,反映在对自己的身体健康过分关心,经常失眠,生活无规律。

E 女士自以为了不起,平时好出风头,喜欢别人的注意和赞美,因此养成了不说实话的习惯,但是她的朋友很多,许多人都知道她并不真心待人,但都原谅了她,甚至还保护她,因为她在人际关系上是个弱者,也是个失败者。

癔症性格又称歇斯底里,生活中常见此类人群。

(6)抑郁性神经症:F 女士出生在一个富裕的家庭中,但是生活多灾多难,童年生活也不幸福。性格不开朗,好思虑,多愁善感,依赖性强。

F 女士经常处于心情低落状态,灰心沮丧,忧愁,闷闷不乐,甚之悲哀。对生活、工作、前途抱悲观和消极看法。常回想往日不愉快和不幸的遭遇,过多地思考眼前和未来的困难。自卑和缺乏自信,犹豫徘徊,对人和事缺乏热忱,对娱乐没有兴趣,有明显的心理冲突。

抑郁性神经症不同于内源性抑郁症,后者更为严重。轻型的神经症不妨碍工作和社交。

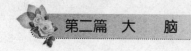

精神病

精神病是严重的心理障碍。前面所说的神经病与精神病并没有原则性的区别，都是侵害大脑部位造成的人的精神活动的异常，如思维混乱、情感失常、意志和行为异常。但是精神病要比神经病严重得多，精神病患者的情绪、思想和行为长期出现障碍，严重时会改变患者的性格、社交和人际关系。

精神病没有单一或明显的病因，通常由多种诱发因素互相影响的结果而产生，包括：

(1)生理因素：脑部化学物质失调、脑部受伤、身体疾病影响脑部。

(2)心理因素：个人的性格、情绪。

(3)环境因素：生活压力，重大遭遇、药物作用。

(4)遗传因素：特别是精神分裂症、抑郁躁狂症等有遗传倾向。

根据现代社会的调查研究，居住在大城市中的成年人，平均每 10 个人中有一人在一生中会患上精神病。常见的精神病有：

(1)强迫性神经症(缺乏分析批判的能力，强迫观念是一种思维障碍)。

(2)焦虑症(没有可理解的引起焦虑的原因，反应特别激烈)。

(3)抑郁躁狂症(两种极端情绪交叉进行)。

(4)精神分裂症(思想混乱、幻觉、过分敏感、行为混乱)。

容易得精神病的五种性格：

(1)偏执性格(自以为是，不听别人意见)：这种性格的人容易得强迫心理症。一般多是聪明的、接受事物能力强的、读书好的，工作认真的。很容易在受教育和待人接物中树立起自己的形象。但是缺乏独创精神和换位思考，长久下去或进入老年期，形成固执己见的所谓"老顽固"形象。有一个电影描述了一位家庭主妇在短时间内换了 24 个保姆的故事，可以代表这类人的性格。这种人若身处逆境或身不逢时可能会受到较大的打击；或许也会得到超过想象的成功。但是相比之下，潜在的不幸会更大些。

(2)循环性格(热情和冷漠交替出现)：这种性格的人并不少见，具有文艺倾向或文科特长的人可能更多些。这样的人容易得抑郁躁狂症。此类人中并不缺乏高智商者,历史人物中可以举出很多例子,荷兰画家梵·高就是一例。抑郁和躁狂交替进行,抑郁过程中往往是思考或酝酿着精神的爆发力,在躁狂的过程中获得结果。具有循环性格的人,其人生的失败和磨难比常人更多些。所享受的欢乐虽然很多,但是痛苦也许更多。具有循环性格的人不容易接受医疗或心理治疗的指导。

(3)分裂性格(思维片面,好钻牛角尖,怪癖):这种性格的人容易得焦虑症。他们感到自己周围的世界很不安全,对自己的前途和命运缺乏信心,转而倾向于迷信和宗教信仰。其中极端的人发展成为宗教狂热分子,不分青红皂白,一意孤行。

(4)癔症性格(感情易波动,歇斯底里)。

苏格拉底夫人的故事

在现代人际关系变得日益复杂的社会中,癔症患者很多,因此具有癔症性格的人也很多。女人多于男人,因为女人的性格比男人脆弱。癔症很多人称之谓"歇斯底里"。著名的歇斯底里的例子是关于古希腊哲学家苏格拉底夫人的故事,据说苏格拉底与客人谈得正欢,没有理睬他夫人的叫唤。他夫人就举起一盆水往苏格拉底身上浇去。客人们吓呆了,苏格拉底笑道:"我知道雷电过后,必然是倾盆大雨。"

(5)神经衰弱(胆小、多疑、兴趣贫乏):神经衰弱的人是很多的,不分男女老少。最主要的原因是缺乏爱,特别是被爱。也许中老年人更多些,他们受过世态炎凉,精神有些麻木了。人的性格和心态是各式各样的,形成丰富多彩的世界。同样一件事情,在计算机网站博客上,就会出现令人想象不到的议论和观点,超出常态,不足为奇。有些性格上的小毛病在常态下容易克服或顺利通过考验。但是当身处逆境时就会精神崩溃,患上各种类型的精神病。孔子说:"天将降大任于斯人也,必先苦其心志,劳其筋骨,饿其体肤。"

我们可以自我检测一下,不要将自己绝对地排除在心理障碍症患者之外(至少是轻型或"一过型"的心理障碍之外)。你必须要换位思考,宽待别

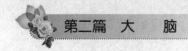

人,也宽待自己。

荷尔德林的故事

著名的抑郁症患者是德国诗人荷尔德林(John Christian Friedrich Hold-erlin)。他生于 1770 年 5 月 20 日,尼喀河畔的劳芬,1843 年 6 月 7 日卒于杜平根。荷尔德林早年学神学,和黑格尔、谢林友善。26 岁时在法兰克福的银行家贡塔尔家任家庭教师,爱上了学生的母亲,他在诗里称她为"狄奥蒂玛",成为他诗歌中永恒的形象。

荷尔德林由于陷入不能实现的爱情而不能自拔,开始从事写作,到处漫游。30 岁时得了神经病,开始时是躁狂性的,后来是抑郁性的,一直持续到去世。一个人度过了他最后丧失理智的 40 年,整天演奏无声的拨弦古钢琴。

有一个粗通文墨的木匠收留了荷尔德林,将他安置在一座塔楼里。他在这里度过了漫长的余生,写作大部分遗失了,但是保存了一些。人们称他为"塔楼诗人"或是"高贵的疯子"。

荷尔德林所写的最后一行诗是:"这里不足之处,诸神在那里弥补……"。他死在他的守护人的胳膊上,终结了寂寞而不为人理解的一生。

在荷尔德林的作品中,人们感受到德意志民族的曲折发展和重重矛盾,从中可以看到太多的情感因素。他认为现实的存在,将神性逐出心房,成为无家可归的状态。

1909 年,精神病学家朗格(Wilhelm Lange)发表了关于荷尔德林的病理学报告,开启了现代精神病研究的先河。

为什么荷尔德林获得了现代的许多崇拜者? 这与社会崇尚感情和浪漫的情操分不开的。

俄国女诗人茨维塔耶娃在 1927 年给高尔基写信,全部是关于荷尔德林的,称他是天才。她将歌德与荷尔德林加以比较:歌德仅仅用感情或理智写作,而荷尔德林依靠的是疯狂,是凡人所不可比拟的天赋。歌德属于物质的匠人,而荷尔德林直接上升到精神的境界。

高尔基是无法理解茨维塔耶娃心中病态的偶像的。中国诗人海子在自杀前写了一篇《我热爱的诗人荷尔德林》。由于心灵相通,悲剧性的诗人才可能与荷尔德林靠得很近。

路德维希二世的故事

另一位著名的抑郁躁狂精神病患者是奥地利皇帝路德维希二世。他建造了新天鹅石城堡,是根据瓦格纳的英雄传奇故事而设计,其豪华程度让人难以置信。使前去的旅游者惊叹不已。这位希茜公主的表亲路德维希二世不是一位热衷于政治的统治者,但迷恋于音乐文化和建筑艺术,修建城堡时不仅耗尽了他私人财富,而且吞噬了大量的国家预算。他的大臣和亲友们给他安排了一次精神病测试,结果被诊断为严重的精神病,不许他管理国家。这位孤独而抑郁的国王被迁往施塔恩贝格湖边山上的城堡内。一天晚上,路德维希和他的医生去湖边散步,他们都被淹死了,只留下几个带水的脚印,结局永远是个谜。

事实证明抑郁症患者并不影响他们才能的发挥。易患抑郁症者并不是走投无路的人,相反,是那些工作认真、勤奋、有前途、有潜力的人。因此,工作上进的人,也要提防抑郁症。

现代病理学研究,历史上著名的抑郁症患者有长长的一串名单:林肯、罗斯福、丘吉尔、梵高、梦露、三毛、海明威、张国荣、尼采、法捷耶夫、川端康成、列夫·托尔斯泰、弗洛伊德、狄塞尔、圣西门、康德、狄更斯、安徒生、巴尔扎克、莫里哀、马雅可夫斯基……

抑郁症的人是过分坦率而不会保护自己的人。有人说:"世人认识一个天才的过程,比上帝创造一个天才的过程还要漫长,还要艰难。"一个从抑郁症的状态中解脱出来的人,有可能发挥其超常的智慧。我们必须要理解并爱护抑郁症的人,但是最终不能让他们为所欲为,否则世界将永无宁日。

21世纪中,最有诱惑力的职业也许是心理医生。一个有趣的事实是,人类哲学的历史进程是崇尚理性和崇尚感性两种倾向交替进行。现在常处于崇尚感性的时代中,几乎人人都有些疯狂。西方很多有钱的中产阶级会雇

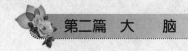

用心理医生以调节情绪的变化。

在所有的医生中,心理医生是最难当的,因为心理医生和患者之间的关系有互相改变的不可思议的因素。此时医生没有必要去避免受患者的影响,也没有必要装出一副道貌岸然的样子,因为医生本性中也有许多非正常化的情绪。但是心理医生总是把自我检讨或关心自己视为是一种病态现象,所以医生在治疗患者时,很难接受患者的教育。

尼采和医生的故事

一本有描写心理治疗的小说可以说明此道理。作者是当代美国精神医学大师欧文·亚隆,书名为《当尼采哭泣》。书中虚拟 19 世纪弗洛伊德的老师,临床心理医生布雷尔对哲学家尼采的精神治疗过程。在治疗尼采的过程中,布雷尔自己也暴露出"中年危机"和"婚姻问题"等矛盾。他表面上有着和谐的婚姻生活和正值巅峰的事业,内心中却又潜藏着对女患者贝莎的性幻想和种种不理想的生活。他羡慕尼采的自由,却又不知如何取得自己的自由。布雷尔从一连串自我心理冲突中体会到尼采的痛苦心理。

本书描写了医生和患者共同探索自我生命的价值。

书中影射出尼采的几许箴言,如:"死亡的最终报酬是不必再死一次","任何不曾杀死我的东西,让我更强壮"。

抑郁症

抑郁症是一种常见的精神疾病,其主要的情绪是"心情郁闷"。经常处于这种状态就是一种病症了。据估计,每 10 位男性中就有一位可能患有抑郁症,而女性每五位中就有一位。

抑郁症的病因是各式各样的,常见的抑郁症有以下性质:

(1)心因性(或称反应性。主要由社会心理因素而引起的)。

(2)内因性(由个人内心的情绪而引起的,如婚姻障碍、家庭不和等)。

(3)体因性(由躯体、神经系统或有害物质引起的身体不调和而引起的精神反应)。

(4)继发性(如肝炎、流感、甲状功能减退、阿狄森氏病等)。

(5)长期慢性病引发(如31%的糖尿病患者有抑郁症状)。

(6)药源性(如某些抗高血压药:利血平、甲基多巴、类固醇等药物能引起药源性抑郁)。

(7)疑病性(过分关心自己的身体健康而产生忧虑思想,疑神疑鬼)。

(8)焦虑性(对不确切的危险产生过分的忧虑)。

(9)隐匿性(不确定的原因)。

(10)反应性(对事物产生过激反应)。

(11)神经性(神经过敏反应产生恐惧心理)。

(12)失眠性(抑郁主要表现在睡眠障碍上)。

(13)社交恐惧(性格内向,怕与人接触)。

(14)冬季抑郁症(某些北方地区,长期生活在冬季黑暗状态,缺乏阳光而引发)。

(15)老年抑郁症(对生活感到失望,身体和情绪均处于不良状态)。

(16)青少年期抑郁症(身心发展受到障碍)。

(17)大学校园抑郁症(学业和思想受到压抑)。

(18)假性痴呆症(有痴呆状态,但是大脑并没有可测出的病变)。

(19)遗传因素抑郁症(有遗传倾向的性格缺陷造成的)。

(20)情景抑郁症(如长假结束、学期开始,对心态不良人容易产生一时性抑郁情绪)。

(21)妇女产后抑郁症(由于体内内分泌的变化而引起一系列情绪变化)。

第三篇 身 体

本篇主题

身体各器官在大脑的统一协调下,进行新陈代谢,平衡运转,是健康的保证。

器官的疾病各有其原因和特点,要掌握发病的规律,同时预防高于治疗,例如癌症和艾滋病。高血压和糖尿病发病后,能够控制住。

身体容易衰老,而思想不易衰老。文中列举了 10 位长寿又健康的百岁老人事迹。

一 心肝宝贝

心脏和肝脏被认为是最宝贵的器官,因此妈妈疼爱孩子时被称为"我的心肝宝贝"。

心脏和血管代表人体的循环系统。

肝脏和胃肠道代表人体的消化系统。

1. 永不停止的心脏是死亡的第一要素

谁说世上没有"永动机"?心脏就是永动机,至少在人的一生中在永动。

古代人们看到裸露在外的动物的心脏仍能继续规律地跳功,便认为这种伟大的机制一定是灵魂憩居之处。因此,在人类几千年的认知中,心脏被

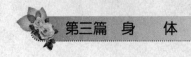

认为是思想的机制,是人的灵魂所在,是人体中最高贵的部分。德国诗人雪莱没有火化的心脏被葬在新教徒的墓地,上面写着:"这里是众心之心"。

希腊神话中的普罗米修斯是最受崇拜的英雄,他因为偷天火给人类而被神王宙斯惩罚,进而被锁在神山上,终日被鹰啄食心脏。心脏被啄食后马上再生出新的心脏,痛苦永无止境。

古埃及人认为心脏记录了一个人一生中所有的善行和恶行。一个人死后,在审判庭中将死者的心脏放在天平上称量。此时狼头死神调整天平的铅垂,图特神记录重量并将其与"真实之羽"作为标准砝码作比较,若心脏的重量大于真实之羽时,表示死者的心脏由于罪恶作祟使其扩大而超重,将受到严厉的惩罚。

换心的故事

中国古代亦有换心的故事,战国《列子》中记载扁鹊为人互换心脏:鲁国的公扈和赵国的齐婴两人都有病,他们同时找神医扁鹊求治。结果他将表面的病都治好了,但是内心的病却无法治,扁鹊建议他们两人互换心脏后就都能够成为完美的人。经他们同意后,扁鹊让他们喝下麻醉药酒昏迷三天,剖开心脏,互相更换。结果他们的思想都和原来的不一样了;公扈回到齐婴家中,而齐婴回到公扈家中与家人发生了矛盾,两家人打起了官司。扁鹊出面说明原委才得以平息。

敲开现代医学研究的大门

血液循环的发现在现代医学史上有其独特的贡献,敲开了现代医学研究的大门。

古罗马医学者盖仑首先从解剖学的观点提出血液运营理论。

著名意大利画家达·芬奇在研究心脏时发现心脏有四个腔。

比利时医生维萨里在年仅 28 岁时就写出了《人体构造》巨著,引起震惊。西班牙宗教裁判所判定维萨里死罪,后改判流亡,在归航中遇难身亡,年仅 50 岁。

维萨里的同学塞尔维特指出盖仑关于左心室与右心室相通的错误,此时他与发现血液循环仅一步之遥。然而,由于他的观点背叛了宗教,1553 年 10 月在日内瓦被当做异教徒活活烧死,年仅 42 岁。

英国国王查理一世的御医哈维发现了人体血液循环并出版了《心血运动论》一书。他不知道血液怎样从动脉回到静脉中去的,他猜想在中间一定有一个肉眼看不见的血管网存在。

哈维去世后 4 年,意大利学者马尔比基用显微镜发现了毛细血管结构。至此,血液循环理论达到完善。

梦中的故事

神经末梢的化学传递物质发现的故事。

美籍德国犹太人奥托·勒韦(Otto Loewi)在医科大学读书时仅对解剖学感兴趣。

1921 年的某日,他做了一个梦,梦见在刺激迷走神经时,会从某末端释放出物质,使心脏停止跳动。第二天,他在大学里将研究人员召集在一起,打算说明梦中的事,但不妙的是他已记不清梦中的事了。他决心再做同样的梦,并将笔和纸放在枕头边,可以很快将梦中的事马上记下来。很巧的是不久又做了同样的梦,他将其记下来后并按此做了实验。

实验中他将两只青蛙的大动脉接在一起,使 A 青蛙的血液能流入 B 青蛙体内。实验中他刺激 A 青蛙的迷走神经时,B 青蛙的心脏跳动变缓至停止。他认为可能是从 A 的心脏或迷走神经末端释放了什么物质,随血液到了 B。通过这个实验,经过勒韦和他的同学戴尔共同努力,终于揭示了这种物质实际是乙酰胆碱。他们二人共获 1936 年诺贝尔奖。

现分别简单介绍十余种常见的心血管系统疾病:

风湿性心脏病

风湿性心脏病是指急性风湿性心肌炎(风湿热)后所遗留下来的以心脏瓣膜病变为主的一种心脏病。在成人心血管疾病中本病约占 40%,多数患者为 20~40 岁的青壮年,女性稍多。临床上以单纯二尖瓣病变(狭窄或关闭不全)最为常见,占 70% ~80%,二尖瓣合并主动脉病变次之,占

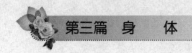

20%～30%。

风湿热是一种累及全身结缔组织的非化脓性炎症疾病,其病变主要侵犯心血管系统、大关节、浆膜、皮下组织及中枢神经系统。其发病机制中以链球菌病毒学说最为流行。人体心脏对A型溶血性链球菌及其代谢产物发生免疫反应,导致心脏产生急性非化脓性的炎症变化。本病是一种自身免疫性疾病,常累及心脏,包括心包、心肌及心内膜,还可以使心瓣膜发生病变。

先天性心脏病

先天性心脏病发病率为0.8%。高海拔地区为13.7%,是其他地区的4～5倍。

儿童心脏病手术费一般要几万元,大约有1/3的患儿因失去救治机会而活不到20岁。如果治疗时机得当,先天性心脏病90%以上可以通过手术治疗痊愈。其中动脉导管未闭的发病率约占15%,房、室间隔缺损的发病率约占10%～12%,还有肺动脉瓣狭窄、肺动脉静脉瘘、冠状动脉瘘等。外科手术有:冠脉搭桥术,心脏瓣膜置换成形术,不开胸介入封堵术,胸部小切心脏手术等。

病毒性心肌炎

病毒性心肌炎是由多种病毒侵犯心脏,引起局灶性或弥漫性心肌间质炎性渗出和心肌纤维变性、坏死或溶解的疾病,有的可伴有心包或心内膜炎症改变,可导致心肌损伤、心功能障碍、心律失常和周身症状。本病可发生于任何年龄。

病原病毒:其中柯萨基病毒B6(1～6型)最常见,其他如脊髓灰质炎病毒、流感及副流感病毒、水痘病毒、单纯疱疹病毒、带状疱疹病毒及肝炎病毒等也可致病。当机体由于继发性细菌感染(特别是链球菌感染)、发热、缺氧、营养不良、抵抗力降低时,可诱发病症。持续不愈者,可形成慢性心肌炎或心肌病。非感染性心肌炎主要原因是变态反应或其他理化因素(如中毒等)。

心包炎

心包膜层及壁层发炎并积液称为心包炎,多因细菌、病毒感染和风湿等所致,另外结缔组织病和恶性肿瘤转移心肌梗死和尿毒症也可引起。

心包炎可单独存在,也可与心肌炎、心内膜炎并存。一般分为急性心包炎与缩窄性心包炎两种。急性心包炎后,可在心包上留下瘢痕粘连和钙质沉着,形成慢性粘连性心包炎。心包无明显的增厚,影响心脏的功能。缩窄性心包炎是心包脏层和壁层广泛粘连、增厚和钙化,可厚达 0.5cm,心包腔闭塞成为一个纤维瘢痕组织的外壳,紧紧包住和压迫心脏和大血管出口处。

冠心病

冠心病是冠状动脉粥样硬化性心脏病的简称。冠状动脉是环绕心脏一周的,形状像是一顶王冠,故名。它是供应心脏营养物质、一群特别分化出来的血管系统。

冠状动脉对心脏的背叛起始于血管硬化,管腔变窄,血管中形成阻塞血管的物质,是一种黄白色块状物,叫斑块,紧密地黏在血管内皮上,并向管腔内突出。其成分多为脂肪,像粥状。硬化的冠状动脉血管很像是一根老旧的自来水管,里面淤积了厚厚的一层锈状沉积物。久而久之,动脉管腔形成狭窄甚至闭塞,使导致心肌的血流量减少,供氧不足,由此而形成一系列缺血性病变,如胸闷、憋气、心绞痛、心肌梗死,甚至猝死,故冠心病又称缺血性心脏病。

冠心病被称为美国健康第一杀手,由于美国人文和社会情况,如甜食、快餐、肥胖、生活快速、刺激,冠心病的发病率不断提高。在我国,冠心病的发病率约为 6.49%,在各大医院的内科患者中占 50% 以上,是老年人的常见心血管疾病。

冠心病由于大面积心肌梗死而造成的猝死屡见不鲜,如麦当劳全球总裁(60 岁)在会议期间突发心脏病死亡;又如爱立信中国总裁(54 岁)在健身房猝死。猝死的社会名流如古月、高秀敏、梁左、马季等不胜枚举。人们的印象认为白领、骨干、精英(合称"白骨精")这三种人易犯冠心病,以至于一

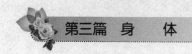

辈子挣的钱中有三分之一要花在治疗心脏病上。

冠心病多发生在 40 岁后,男性多于女性,脑力劳动者较多。病因可能与脂质代谢紊乱尤其是低密度脂蛋白增高,高密度脂蛋白降低有关,以及随年龄增长的器官功能老化有关。高血压、长期吸烟、糖尿病、肥胖、遗传、A型血性格、长期睡眠不足、血尿酸增高以及某些内分泌病为常见病因。此外,血小板和凝血机制改变亦有作用。

遗传学家迈克·布朗和约瑟夫·戈尔茨坦两位博士于 1983 年研究出早期动脉粥样硬化有关基因的几个突变阶段。带有这种基因缺陷的人不能有效地清除低密度脂蛋白(LDL)——一种不好的胆固醇和脂蛋白的结合物。每 500 人中有一人携带这种变异的基因。他们获得 1985 年诺贝尔奖。

过劳、情绪剧变和天气骤变容易引起老年性冠心病猝死。

天气闷热的夏季,空气湿度高,空气含氧量低。此时,皮下血管扩张,交感神经兴奋,心率加快,冠脉收缩,汗液蒸发,血液黏度增高,血凝倾向增加,引起情绪烦躁、自主神经紊乱、睡眠不好。在这种情况下,心脏的泵血量需求增加,因而心脏不堪负荷,导致猝死的发生率大大提高。

相反,在寒冷的冬季,全身血管收缩,心脏泵血能力受阻,也是冠心病发病的危险因素。

近年来,有人提出应该为胆固醇恢复名誉。胆固醇既有发病的作用,也对健康有保护的作用,含量过高有害,太低也不利。有人提出胆固醇过低的人易患脑出血,此说尚待证实。胆固醇含量高的食物包括:动物脂肪、肥肉、蛋黄、动物内脏如肝、肾、脑等,不是不能吃,只是不可多吃。瘦肉和鸡、鱼可常吃。奶品不限。鸡蛋可每天吃一个,多吃青菜、水果、粗粮,有助于胆固醇的排出。

防治冠心病的食物还可选择豆类(大豆、豌豆、赤豆、绿豆、蚕豆等),大蒜、洋葱、苹果、山楂、鱼类、海带、菌类、牛奶、燕麦、植物油(注意 ω-3 型脂肪的比例)。

冠心病的三大治疗途经:药物治疗、介入治疗、外科治疗。阿司匹林获益远远大于风险;急救用硝化甘油;外科治疗常用支架和搭桥手术。

高脂血症

高脂血症是由于人体内构成脂肪的胆固醇、中性脂肪,即三酸甘油酯过高所致。高脂血症多数毫无症状,往往因为高脂血症已引发血管硬化,或产生高血压等疾病之后才发现,这是造成心脏病的重要原因。

人体血浆中脂质中包括胆固醇、甘油三酯、胆固醇酯、β-脂蛋白、磷脂和非游离脂肪酸。

高脂血症由测定所谓血脂六项的指标的结果来分析并得出结论,即总胆固醇(TC),甘油三酯(TG),高密度脂蛋白胆固醇(HDL-C),低密度脂蛋白胆固醇(LDL-C),载脂蛋白A1(ApoA1),载脂蛋白B(ApoB)。这些指标的合格范围如下:

TC:3.36～5.16mmol/L(130～200mg/dl);

TG:男性为 0.45～1.81mmol(40～160mg/dl);女性为 0.23～1.22mmol/L(20～108mg/dl);

HDL-C:0.9～2.19mmol/L(35～65mg/dl);

LDL-C:3.12mmol/L(120mg/dl);

ApoA1:110～160mg/dl;

ApoB:69～99mg/dl。

以上指标在空腹状态下采取,不能饮酒。水平有较大的生物学波动,如季节变化、月经周期和伴发疾病等因素。

总胆固醇升高的原因:胆道梗阻、肾病综合征、慢性肾小球炎、动脉粥样硬化、高血压、糖尿病、传染性肝炎、门静脉肝硬化、慢性胰腺炎、自发性高胆固醇血症、老年性白内障及牛皮癣等。

总胆固醇减少见于严重贫血、急性感染、肺结核和营养不良等。

甘油三酯升高见于高脂血症、动脉粥样硬化、冠心病、糖尿病、肾病综合征、急性胰腺炎、原发性甘油三酯增多症等。

HDL-C减少:提示易患冠心病。

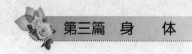

LDL-C 增多:提示易患动脉粥样硬化所导致的冠心病、脑血管病。

有研究证明,高脂血症患者,血脂水平下降 1%,心脑血管疾病的死亡率可下降 2%。

脑卒中

有很多别名,如脑血管意外、脑出血、脑梗死、脑血栓等。中医名为中风,是由于起病急骤,来势凶猛,病情变化迅速,像风一样变幻莫测,像"中了风一样"。

脑卒中有两大类:缺血性和出血性。缺血性是由于脑血栓形成的脑栓塞,就像管道生锈堵塞,不通水;出血性是由于高血压和脑动脉硬化而引起脑血管破裂,像是老朽的自来水管发生爆裂一样,水从管子里喷流而出。

脑卒中可以分为 5 个类型:脑梗死(血栓形成性)、脑栓塞、脑出血、蛛网膜下腔出血、未定型卒中。

脑卒中的诱因是由于情绪激动、精神紧张、用力过猛、血压升高等,造成血管破裂或堵塞。

脑卒中的危害可以总结为四高一多,即:发病率高、死亡率高、复发率高、致残率高、并发症多。

半身不遂(偏瘫)是急性脑血管病的一个常见症状,是大脑半球皮层运动中枢受损的缘故。右侧大脑半球管理着左侧肢体运动;左侧大脑半球管理着右侧肢体运动。从偏瘫的部位可以看出受损的大脑部位。

大脑部位最易发生受损的部位是内囊。内囊位于豆状核、尾状核和丘脑之间的白质区,是大脑皮层与下级中枢之间联系的重要神经束的必经之路,形似宽厚的白质纤维带。这里由一个叫豆纹动脉的小血管供应血液,这个动脉是由大脑中动脉垂直分出的,管经小,压力大,受血流冲击时,容易破裂出血(因此有出血动脉之称)。

脑卒中的临床表现以猝然昏迷、不省人事或突发性口眼㖞斜、半身不遂、舌强语塞、智力障碍等为主要特征。发病率随年龄增长而增长,男性多于女性。

曹操死于中风

史书记载，曹操死于中风。陈寿在《三国志》说，尽管华佗用针灸暂时治好了曹操的偏头痛，但曹操的偏头痛常复发。曹操想让华佗专门为他治此病，但华佗不肯。后来将他捉拿回来，不服就将其处死。罗贯中在《三国演义》中描述：华佗认为曹操头痛是因中风引起的，病根在脑中，不是服汤药就能治好的；需要先饮麻沸散，然后用利斧砍开脑袋，取出"风涎"，才可能去掉病根。曹操以为华佗要借机杀他，为关羽报仇，于是将华佗屈死在狱中。

心律失常

正常的心率频率为 60～100 次/分。正常的心脏激动起源于心脏的窦房结，窦房结是心脏起搏的最高司令部。由司令部发出的指令按一定的顺序和时间依次下传到心房和心室，激发心脏相应的部位产生激动。

心律失常是由于心脏自律性异常，或传导障碍引起的心脏冲动的频率、节律、起源部位、传导速度和激动次序的异常。心律失常多见于心脏病患者。由于精神紧张、大量吸烟、饮酒、喝浓茶或咖啡、过度疲劳、严重失眠等诱因而形成。但是心律失常不一定都是心脏病。

电击复律是心律失常经常采用的急救方法。

电击复律亦称电击除颤术，全称为经胸壁直流电击复律术，是用电击造成瞬间心脏停搏，消除掉异位节奏点发出冲动的干扰，使窦房结重新控制心脏的起搏，从而恢复窦性心律。21 世纪以来，电击复律的重要性才逐步得到应有的认识。

前几年，美国的电视剧《急救站的故事》曾描述：一些休克状的患者急急忙忙地被送到急救站，医生解开患者的上衣，露出胸部，将两块电极板分别压在上面。之后电极板通上电流，患者的身体随着节律极强烈地跳动。奇迹发生了，垂死的患者得救了。这就是电击复律的功效。

电击复律的问世给快速心律失常的治疗带来了里程碑式的飞跃，从整体上看，其疗效和安全性都大大优于抗心律失常药物。但在我国的一些基层医疗单位，电击除颤术还一直有层神秘的面纱。对患者采取电击复律需

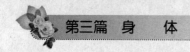

要当机立断,尽快实施。

高血压

高血压被称为中国人第一病,据推算已有一亿六千万人患高血压,平均每三个家庭中有一个高血压患者。不仅仅是中国人,目前世界上约有 20％的成年人患高血压,且大约有 50％的高血压患者还没有被诊断出来,已被确诊的高血压中又有半数未接受治疗,而接受治疗的患者中,血压真正得到有效控制的也仅占半数。我国的情况比这还要低,血压的控制率还不足 5％。

长期的高血压会导致脑卒中、冠心病、肾衰竭和眼底病变等危险因素。如果患者舒张压下降 3mmHg,脑卒中的危险就会下降 32％,冠心病的危险约下降 19％,其他并发症的发生率也随之下降,可见控制血压之重要。

高血压的病理病因:高血压是一种由多种基因遗传与环境因素交互作用而产生的以动脉血压升高为特征的全身性疾病。造成的原因有各种因素:个体、基因、环境、心脏、血管、血液、体重、膳食营养、体液,以及中枢神经系统失常、外周血管结构病变等因素。

这些因素造成人体神经活动受阻,引起大脑皮层及皮层下血管运动神经系统的调节障碍,以至于全身小动脉痉挛,产生动脉血压增高,继而导致肾血管痉挛而造成肾缺血引起一系列体液变化。人体内分泌参与这一复杂的反应过程,造成全身内分泌减少或缺失,从而逐渐促使全身小动脉硬化。这些病变部位又向大脑皮层发出病理性冲击,促使皮层功能紊乱,形成恶性循环,最终导致了此病形成,并由轻到重。

 2. 消化系统疾病是就诊率最高的疾病

消化系统包括:消化道和消化腺。

消化道包括:上消化道(口腔、食道、胃、十二指肠);下消化道(空肠、回肠、大肠)。

消化腺包括:唾液、肝、胆、胰、许多小腺体。

消化系统疾病是临床最为常见,患者就诊率最高的疾病。总发病率占人口的30％,各大医院门诊就诊患者中有一半是消化系统患者,其中需急诊入院治疗的约占25％;在世界范围内,因消化系统疾病死亡的人数,约占死亡人数的14％。

消化系统疾病的特点:

(1)慢性病较多,如胃炎、肠炎、肝炎等,多年不愈;

(2)难诊断;

(3)有变成癌症的可能;

(4)有地区性和季节性;

(5)小儿及老人易得消化系统疾病。

大脑牢固地控制着消化系统

(1)病从口入:民以食为天,长寿得益于良好的生活习惯,在生活习惯中饮食习惯是头等重要的事。我们不知道身体中缺少什么,所以最好是样样都吃,或尽量吃得杂些。饮食是最容易实现的个人主义,几乎没有太大的阻力,只要钱足够即可。

(2)个人的习惯很难改变:以我所认识的几个人为例。

甲:一个成功企业家的巧手媳妇,烧得一手好菜。由于事业需要,他们家中经常是食客盈门。女主人有意露一手,让客人个个满意。所谓好菜,无非是山珍海味,膏粱美肴之类。女主人虽然很富有,但尚未改变节俭的习惯,剩下的菜肴都由她打扫进肚。我多次劝她,不要心痛剩菜,要心痛自己的肠胃。她不听,结果造成肥胖、血压升高、半身不遂。

乙:某著名公司的总工程师。年轻时在东北上大学,恰逢三年饥荒,吃不饱肚子,好不容易现在有钱又有口福,要把过去的苦日子补回来。夫妻两人敞开肚子,想吃什么就吃什么。好吃的东西无非是油脂丰富的食品。有时候,他特地招待我去吃饭,想让我夸奖一番,不料我对菜肴进行了分析和批判,最后我肯定是一桌垃圾食物。为此,他们很不高兴。结果,男的切除胆囊,捡回一条命,女的血液黏稠度超常,心脏负担太大,病得不轻。

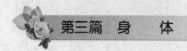

丙：被大家都称为美食家的他。拿手好戏是广东古老肉和日本天妇罗，他们家的食用油消耗量惊人：因为他烧菜爱用油炸，样样菜都要过油，连蔬菜也是。他的口头禅是"油多不苦菜"，早餐的面包上抹的黄油比面包还要厚。我经常提醒他"要当心你的肝胆"。果然，他因胆囊炎和胆结石住院了。

3. 从胃的功能说起

胃的平滑肌有规律地收缩是进行搅拌的主要功能。人的肌肉分为三大类：随意肌支持我们身体的运动，可以随意控制；心肌有节律的运动；而平滑肌则有规律地不随意运动，内脏如胃和小肠都由平滑肌控制。胃的平滑肌要随着食物进胃后才活动起来，它希望食物在它的帮助下赶快进入小肠内，好让它休息一下，因为小肠有大量的剩余功能。让胃处于置空状态，能使胃减少损伤，并延长恢复时间，这也是许多胃动力药的主要作用机制。

胃能分泌很强的盐酸溶液，它对食物起酸性水解作用，并有杀灭外来生物和消毒的作用，因此它不怕食物中的酸和碱。例如酸的水果和各种醋类食物，它们能增强胃的消化作用。碱性食物进入胃内很快就被胃酸中和了。

胃不怕液体和软的食物，就怕硬的和固体食物，因此需要提倡食物在口腔内细嚼慢咽。胃内有一层黏膜，就是保护胃内的机械损伤和强酸强碱的刺激作用。许多胃病就是由于失去了这一层黏膜的保护，伤及胃壁肌肉，以致于发生胃穿孔现象。

胃怕热不怕冷，这一特点是许多人都弄不明白的，需要举出一些具体的例子来：西方人一日三餐中有两餐是冷餐，只有一餐是热餐，而我们中国人，一日三餐都是热餐。西方人喜欢喝冷饮，吃生菜，连婴幼儿也吃喝生冷食物。但是他们很少生胃病，这是为什么？

食物在胃内的停滞时间越久，对胃的损伤就越大，生冷食物进入胃内会很快地排入小肠。然而胃的平滑肌张力会在温度升高时减弱，许多胃病的人感觉到，胃的痉挛会因为吃热的食物而使疼痛减轻，中医也认为"得热痛减"。以这样的观点来防治胃病，其实是个误区。

　　科学的观点认为,胃的平滑肌喜凉厌热。你喝冷饮,吃冷食,胃张力就增强,排空力加快,消化功能增强,否则就会感到胃部不适。

　　胃还有一个保护机制,就是呕吐反应。如果人体中的肝脏可算是解毒的老大,那么胃就可算是老二了。胃的责任就是直接拒绝或排泄毒物。当人闻到腥臭或恶心的食物时就会产生呕吐现象。孕妇很容易呕吐,原理是为了保护未出世的婴儿免受从母体吸收不明的毒物。自然界苦的东西大都不适合食用,因此人类的基本认知体系,刻录在基因上,那就是喜甜避苦。中国是一个胃病大国,农村中的胃病比城市里的更多,其中的一大原因,可能是认为食物都应该吃热的而造成的。

　　常吃温热食品的人,胃就处于经常的放松状态,所以一旦冷食进入,就会感到不适,认为凉食不妥。过去的凉食,因为卫生条件差,常常会混杂些微生物或不洁成分在内,引起肠胃病发生,所以对凉食格外小心谨慎。

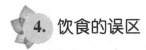

4. 饮食的误区

反式脂肪酸

　　不饱和脂肪酸根据其分子结构碳链上的氢原子位置,可分为顺式和反式两种构型。食物中的不饱和脂肪酸主要是顺式的,动物脂肪有一部分是反式的。天然黄油中也有 5% 的反式脂肪酸。人们用化学方法对植物油进行氢化加工时,其中反式脂肪酸会随之增加 5%～25%。

　　医学界开展了多项关于反式脂肪酸对健康危害的研究显示,反式脂肪酸能升高低密度脂蛋白胆固醇,增加患冠心病的危险,还会诱发肿瘤、哮喘、Ⅱ型糖尿病、过敏等疾病。

　　现在麦当劳、肯德基和星巴克咖啡馆等餐馆都表示要停用含反式脂肪酸的油脂原料。食品包装上标明的人工黄油、人造黄油、人造脂肪、氢化油、起酥油、精炼油、麦淇淋等食品,其实都含有反式脂肪酸。

　　美国自 2006 年起要求食品制造商在乳制品中添加的反式脂肪酸含量不得超过 0.2%。事实上,自然界的食物中也含有反式脂肪酸,所以也不必

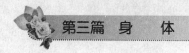

绝对禁止。

克隆动物食品和转基因食品

克隆动物是指不经过有性繁殖,通过对母本动物进行基因复制而得到的另一只动物。

转基因食品是指通过基因技术改造一些传统食品来源,加入一些外来基因或除去一些原有基因后得到的食品。目前关注得最多的是玉米、大豆等农作物食品。

专家认为,克隆动物食品的食用是安全的。相比之下,转基因食品有更多的疑点,因为对物质结构有更多的改变。转基因食品是天使还是魔鬼?

更多的科学家实验表明,转基因食品是安全的。首先,有相关法律的约束,科学家采取严谨的态度;其次,基因经过筛选,转基因成分不会在人体内积累。转基因食品和传统食品具有"实质等同"的原则,如不等同,则需要逐条进行安全性评价。

近 10 年来,转基因食品的研究和生产,取得了巨大的社会效益和经济利益。但是发展尚不均衡。展望未来,相信会更好。

食品添加剂

食品添加剂的定义是:为改善食品品质和色、香、味,以及为防腐和加工工艺的需要加入食品中的化学合成或者天然物质。我国规定有 20 多类,近1000 种食品添加剂。

食品添加剂包括:增味剂、甜味剂、酸味剂、保鲜剂、天然和合成色素、食用香精、营养强化剂、防腐剂、乳化剂、抗氧化剂、增稠剂等。

由于媒体的广泛报道和揭发,人们对食品添加剂的名声不太好。有专家指出,现在食品添加剂泛滥成灾,品种达 2500 种之多,大大超过政府规定之数,很多是滥用的。更有甚者,例如:腊肉和香肠添加亚硝酸盐;火腿用敌敌畏杀苍蝇;腐竹生产用吊白块;漂白银耳,增白剂面粉,以及添加有毒物品,如苏丹红、孔雀石、瘦肉精、抗生素等,违法事件屡禁不止。人们"谈添加剂色变"。其实,食品添加剂不等于有害。现在政府出台《食品添加剂卫生管理办法》,对其严格管理和控制。

由于技术不断发展和创新,所以食品添加剂的新产品不断涌现,品质也更为安全可靠。在食品的包装上,法律规定必须写明食品添加剂的名称和数量,充分赋予消费者有知情权。

良好的饮食习惯是预防和治疗一切消化系统疾病的方法。这是老生常谈,无奈大家都不照这个建议去做,我行我素,依然如故。现在进一步从科学原理来阐明,为什么要这样做,以便加深理解。

吃饭时要情绪好

不管是一桌好菜好饭,还是粗茶淡饭,享用食物时都要情绪饱满。例如基督教徒在饭前举行谢饭祷告是一种良好的习惯,一粥一饭当思来处不易,应当珍惜。抱着这样的心情,就能在吃萝卜干时就像吃蜜汁牛肉干一样地津津有味。

好心情就能产生良好的消化效果,这要从生理上来解释。首先好心情使血液循环良好,调动到消化系统待命;特别是胃肠的血液充足、肝脾津液充盈、胃动力劲足,此刻不需要饮开胃酒或开胃汤就能使食欲大开。

有人认为,烟和酒能增加吃饭时的情绪,怎样看这个问题?

吸烟的坏处已不用多谈,但是要考虑到不吸烟人的情绪。饭后一支烟的欣快来源于上瘾,不是真正的情绪好。对饮酒的观点比以前略有改变,认为适度饮酒是可以接受的。但即使是低度酒精的饮料,如啤酒、黄酒、葡萄汽酒等也不能超量。以啤酒为例,每次一个易拉罐足矣,也不必每餐不离酒。

饮食文化是一种多元文化,吃饭不光是要用嘴,而且要五官配合。在美轮美奂的宴会中,不仅食物要色、香、味俱全,而且餐具精致、环境优美、穿着得体、谈吐文雅、烛光和谐,这一切均能提高饮食情绪。即使在家常便饭和友人小酌的环境下,也能心情舒畅。吃饭时,要将不愉快的事暂时放置一旁,不要一边看书报或者看电视一边吃饭,要聚精会神地享用食物;也可以听一些轻音乐之类,营造轻松舒畅的饮食环境。

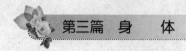

养成定时定量吃饭的习惯

现在全世界都实行的一日三餐的方式是符合科学道理的。因为食物在胃内排空需三四个小时,之后才能产生饥饿感和食欲。

胃是一个伸缩性很强的"橡皮囊"。当饥饿的时候,胃很小,有人形容它说:"我的肚皮已贴到背上去了。"此时的胃内空间只有 50ml,像一只撒了气的气球。

科学家在 2000 年发现由胃部细胞分泌的饥饿信号(ghrelin)是由 28 个氨基酸构成的肽,它联系胃肠道、垂体和下丘脑,促进脑下垂体生长激素的释放,同时也强烈地刺激食欲而引起进食。动物实验证明,饥饿信号和饱食信号(leptin)的作用相反。

胃的功能和特点要求胃有排空的时间,可以重新激发起强烈的食欲和恢复胃壁的伸缩性。胃动力药(如吗丁啉之类)能够增加胃的蠕动,增加胃的排空能力。胃不喜欢它里面老有食物,而没有休息的时间。有些人一天到晚吃零食,随心所欲,饥一顿,饱一顿,使胃不知所措,毫无规律,它就要发脾气了,产生慢性胃炎,形成胃弱的毛病,经常出现胃痛、胀气、消化不良,没有食欲。

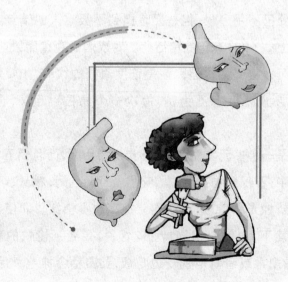

糖尿病患者或某些需要"少量多餐"的人也并不能毫无规律地乱吃,可以在一日三餐之间加餐,但要控制每天进食总量。科学证明,一次不要吃得太饱,可以延年益寿,七八分饱足矣。

如何选择食物

任何一种可食之物都是一首赞美诗。没有不好的食物,只有不好的选择。那么,如何选择食物? 这是一个不小的问题。

提几个问题,请读者去思考和回答:

——老年人牙不好,喜欢吃肥肉,行吗?

——儿童吃饭时,老要喝水,行吗?

——糖尿病患者要吃水果,甚至是甜食,行吗?

——减肥要少吃饭,对吗?

——吃饭要像吃药一样,要考虑它对人体的作用如何,对吗?

——保胃首先要保暖,不吃生冷食物,对吗?

——喝汤要在饭前还是饭后,不喝还是少喝,喝多少,喝什么?

——你对食物的"配伍禁忌"看法如何?

以上面几个问题为例,说明观点的多样性。但是科学的观点只有一个,不能模棱两可。

选择食物首先要考虑个体的差异,如老人、儿童、运动员、患者(病的种类也不一样)。我们不知道自己的身体中缺少什么成分,只好吃得杂些,这也符合人是杂食动物的定义(只有和人的生活相密切的猫、犬、老鼠和猪也是杂食动物)。儿童营养专家认为,儿童每天至少要吃 20 种以上的食物,是很有道理的。

除了要选择食物的品种外,还要考虑到吃东西的时间、地点和条件。

学龄前儿童和中小学生尽量参加集体伙食,可以从小就培养一个人的

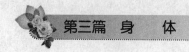

良好饮食习惯。一个不好的家长,特别是一个有饮食不良习惯的家长,会误导儿童的不良饮食习惯。

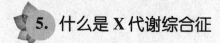

5. 什么是 X 代谢综合征

常见的消化系统疾病有:慢性萎缩性胃炎,胃、十二指肠溃疡,病毒性肝炎,肝硬化,脂肪肝,胆囊炎,胆结石等。一种叫 X 代谢综合征,是由于此病在现代社会中有其特殊的重要性,所以要着重描述。

X 代谢综合征(MS)曾被称为:X 综合征、致命四重奏、胰岛素抵抗综合征、肥胖综合征、Reaven 综合征等。从此病的表征来看,是高血压合并一系列代谢紊乱。

致命四重奏是指肥胖、高血压、高血糖和血脂紊乱等四种病症。

此病是在 1988 年由内分泌学家 Reaven 首先提出来的,故名。

国际高血压联盟主席在 1998 年 6 月的欧洲心血管会议上提出:不应认为高血压是一种疾病,高血压的终点是心脑血管疾病。高血压是诸多心脑血管疾病危险因素之一,单独治疗高血压不足以预防心脑血管疾病。因此,及早发现心脑血管功能和结构异常(如内皮功能异常、动脉弹性减少和动脉壁的增厚等)是十分重要的。

X 代谢综合征具有六高一脂的特征,它们是:高体重、高血压、高血脂、高血糖、高血尿酸症(痛风)、高胰岛素血症,以及脂肪肝;也有可能是胆石症和骨质疏松。据统计,现代城市人口中每 8 个成年人中就至少有 1 人患 X 代谢综合征。糖尿病按严格的分类是代谢病,而不能简单地归于内分泌紊乱,其实内分泌科全称是代谢内分泌科。

X 代谢综合征很容易转化成心脑血管病,它们之间的关系密切而复杂:胰岛素的升高及血糖对血管壁和交感神经都是一种不良的刺激,会引起大小动脉的收缩和硬化,产生高血压,并且还会发展成糖尿病。血脂升高,尤其是高胆固醇或高甘油三酯,会在血压高时在血管壁受损的基础上形成脂肪沉积,引起动脉粥样硬化。此外,代谢综合征还表现为血小板功能异常启动以及血尿酸升高等代谢紊乱,易引起脑中风和痛风。因此,有人将 X 代谢综合征和心脑血管病称为一根藤上的不同苦瓜。

X 代谢综合征由多种因素引起,有遗传性,但也受环境因素(如不科学的生活方式)的影响。

 癌症是人体社会中的恐怖组织

癌是人体社会中的恐怖组织。一个成人身体大约由近一千万亿个细胞组成。细胞的种类非常多,它们既有分工,又有合作,是一个人体的大社会,又好比是一个细胞国家。在这个国家中有一些不安定分子,不服从整体利益,自立门户,它们很容易被免疫部队清除掉。但是若不提高警惕,让其自由泛滥,结党营私,成为恐怖集团,便会直接危害人体的安全。这个时候我们就说:这个人得癌了!

1. 恐怖组织是癌细胞集团

癌细胞慢慢地发展成为癌细胞集团,是由于细胞遗传物质 DNA 突变,改变了遗传性能。第一阶段,当细胞分裂繁殖时,下一代子细胞接受了错误的信息,形态发生了变化,称为癌变。当细胞伪变成临床上能查见的癌时,虽然开始只有一个火柴头那么大,但已包含了三千万个癌细胞。第二阶段则相当长,大约需要 15 到 30 年。由于癌的潜伏期长,所以癌症患者以老年人为多。

人体在生长过程中常有肿块形成,但是肿块不一定是肿瘤。肿瘤有良性和恶性之分,良性肿瘤只是在局部生长和发展。恶性肿瘤能向周围浸润蔓延,甚至扩散转移到其他器官组织,继续成倍增生。

医学上把来源于上皮组织的恶性肿瘤称为癌。恶性肿瘤里还有一大类杀手,来源于间叶组织,叫做肉瘤。肉瘤又可分为纤维肉瘤、脂肪肉瘤、骨肉瘤、淋巴肉瘤等。

良性肿瘤的瘤体并不侵入邻近的正常组织内,瘤体多呈球形、结节状。周围形成包膜,因此与正常组织分界明显,用手触摸,推之可移动,很少有复发。良性肿瘤细胞与正常组织细胞相似,无核分裂,或核分裂稀少,无病理核分裂现象。

癌细胞有哪些可恶的特性?

(1)癌细胞繁殖速度快,数量急剧地增加,随之就侵入周围的组织。

(2)癌细胞结构的特殊性,容易与癌块脱离,为扩散创造条件。

(3)癌细胞分泌特殊物质,能溶解及破坏周围组织,为扩散转移开辟道路。

(4)癌细胞含有能促使血栓形成的特殊物质,使癌细胞进入血管后得以附着在血管壁或其他部位并继续生长。

一般来说,癌细胞分化越好,其恶性程度就越高,这与癌症患者的病期和身体情况有关。当身体情况差,抵抗力下降时,病情就会急剧恶化。

癌症患者绝大多数死于癌的广泛转移。

心惊肉跳的扩散两字

癌细胞可以从它的原发部位通过直接蔓延或侵入淋巴管、体腔等各种腔道转移到身体的另一部位。

直接浸润:癌细胞由原发部位出发,沿组织间隙、淋巴管或血管侵入邻近的组织各器官内。

转移:癌细胞向远处扩散称为转移,主要通过3种途径:

(1)**淋巴道转移:**癌细胞进入淋巴管后随淋巴液转移到所属淋巴结,形成继发癌。有淋巴转移的癌症占69%之多。

(2)**血管转移:**癌细胞进入血管后,随血流运行抵达远处器官,在该处停留、繁殖,形成转移癌。肉瘤及生长迅速或富于血液供应的癌(如肝癌、滋养叶细胞癌),以及大多数癌的晚期,都常发生血管转移。血管性转移率高达80%~90%。

(3)**种植性转移:**直接与肿瘤接触而发生的转移。

癌细胞的增长需要血管壁或淋巴丰富部位的营养,它极容易随血液及淋巴液畅游全身,并选择适宜生长繁殖的地方来形成癌的转移病灶。癌细胞能够启动血小板,使血小板聚集在一起,形成癌细胞的保护层,使其免受人体防御系统的攻击,同时,血小板能增加血管壁的通透性,从而有助于癌细胞的转移。在癌症的防治上已用抗凝或抗血小板药物打破这种癌和血小板的聚合关系。

 ## 2. 癌症患者多半是被吓死的

笨医生的故事

有一位肿瘤科医生自己也患上癌症,他称自己是一个笨医生。但是世界上哪有不生病的医生?或不得癌症的医生?这位笨医生说,好比是在停电的晚上,他愿意当一支小小的蜡烛,在这黑暗的夜晚,陪患者度过伸手不见五指的黑夜。

笨医生说:"我见过许多痛苦的患者,而我现在也成为痛苦的一员,我希望痛苦的人在痛苦的人生道路上结伴同行。当恐怖得手脚冰冷的时候,都希望有一双温暖又伟大的佛手来支援我们,这样在坎坷的山路上我们会觉得好走些。"

互相学习,活一天感恩一天;活一天,快乐一天。在人生的道路上过一段最有意义的时光。

笨医生说,在他上医学院时,带了一箱人体骨骼标本回家做复习解剖学用。他姐姐以为是用塑料制造的,没有把它放在心上。有一天,笨医生拿着一块骨头说:"我怎么也背不出来这凸出部分的拉丁名,真对不起你对医学的贡献。"当姐姐知道这是一块真正的人体骨骼标本时,吓得随手将这块骨头扔掉了。

笨医生说:"骨不吓人,人自吓;癌不惊人,人自惊。"

张医生的故事

北美中文网有一篇文章讲述了一位患癌医生的故事,很是感人。

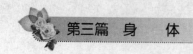

张医生是位癌症医生,由于医术高明,找他的患者很多,因此他很有钱。张医生在62岁时退休,此时他得了癌症,没想到很快就去世了。

追悼会上,张医生的儿子讲述了他爸爸的故事:张医生认为,癌细胞是人体中最有活力、最健康的细胞,别的细胞虽然会分裂,但分裂会有止境;癌细胞的分裂永远不会停止。分裂需要养分,但是人体的养分有限,因此癌细胞将其他正常细胞的养分吸取得一干二净。

张医生将自己比作地球机体的癌细胞,因为太健康,所以吃得多,吃得精;因为有钱,所以消耗大量能源;因为用得多,所以其他人就倒霉了。

如果全世界的人都像我一样吃远洋的鱼,那么海洋里的鱼只够大家吃一天。

张医生不愿意接受治疗,他自己知道,若经过治疗后可以多活三四年,但是终究会死去,还会花费人类的大量医药资源。

张医生在临死前,捐了一大笔钱给一个慈善机构,专门用于医治非洲的艾滋病患者。

张医生的儿子说:他的爸爸说得有道理,我们不能生活得太好,我们不应该是癌细胞。他受到爸爸的启迪,每次用餐后有香蕉吃,就觉得心满意足了。

3. 癌症的预防

世界卫生组织在《世界癌症报告》预示,到2020年,全球范围内,恶性肿瘤的发生率将再增长50%,每年发病率达1500万人。同时,该报告也提供了确切的证据表明,多达1/3的癌症是可以预防的。该报告号召各国政府、卫生官员和普通民众,采取紧急行动,来预防1/3的癌症,治愈另外1/3的癌症,再为其余1/3的患者提供最佳的治疗。

预防措施

(1)在20世纪中期,全世界约有1亿人死于吸烟相关的疾病,1/4吸烟者在中年死亡(35～69岁)。今后,吸烟仍然是重要的致癌因素。

(2)倡导健康的生活方式和饮食习惯,如经常食用新鲜蔬菜和水果,经常性的体育锻炼,积极向上的精神生活等。

(3)开展肿瘤普查,早期发现,增加治愈率。

癌症的早期征兆

(1)可触及硬结或硬变,例如乳房、皮肤及舌部发现的硬结。

(2)疣(赘瘤)或黑痣有明显变化。

(3)持续性消化不正常。

(4)持续性嘶哑、干咳及吞咽困难。

(5)月经期不正常,大出血,外出血。

(6)鼻、耳、膀胱或肠道不明原因的出血。

(7)不愈的伤口,不消的肿胀。

(8)原因不明的体重减轻。

要注意,这些早期征兆并不是癌症专有的,但不要掉以轻心。

在发展中国家,80%的癌症患者在发现时,已处于不可治愈的晚期。西方国家的生活方式与癌症的高发有密切关系,如食物过于精细,动物蛋白摄入量高等。其中更有种族因素,如黑人比白人的风险更大,白人又比亚裔人口风险高。

肥胖在世界流行,是预示癌症风险增加的信号,特别是子宫内膜癌、肾癌和胆囊癌。对癌症最好的可能预防是避免接触致癌因子,这被称作一级预防。

化学致癌因子:霉变食物中的黄曲霉素,亚硝胺,煤焦油,酗酒,吸烟。

接触以下物质易患癌症:

(1)氯乙烯单体。(聚合物化工行业的)工人中得肝癌与一般工人相比高达200倍。

(2)苯。可导致白血病。

(3)双氯甲醚。接触者易得肺和鼻癌。

(4)多环芳烃。包括苯并芘、苯并蒽、二苯并蒽、二苯并芘、二苯并菲、甲基胆蒽、二甲基苯并吖啶。它们主要来源于烟炱、媒焦油、沥青、矿物油。接

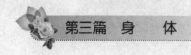

触者易得肺、皮肤、喉、胃癌。

(5)芳香胺。染料、颜料、农药、染发剂、橡胶制品。

(6)亚硝胺。有机溶剂、橡胶、染料、润滑油、炸药、杀虫剂、饮料、烟草等。其主要引起食管癌。

(7)农药,包括有机氯、磷、氮。引发肝、卵巢、淋巴癌。

(8)矿物粉尘,包括石棉、玻璃纤维、滑石、水泥、煤尘。

(9)金属化合物。如砷、铬、镍、镉、铅。

(10)寺庙中的香火。其含有烟雾和芳香烃类毒物。

病毒致癌因子:有多种癌症可由病毒感染所致。例如,乙型肝炎能诱发肝癌,丙肝病毒比乙肝病毒的致癌性更强;人体 T 淋巴细胞病毒可诱发白血病;乳头瘤病毒可导致宫颈癌;人疱疹病毒可引起体腔淋巴瘤;病毒最易侵犯皮肤、呼吸道、消化道等上皮组织,故要引起注意。肿瘤病毒可分为 DNA 肿瘤病毒和 RNA 肿瘤病毒两大类。

物理致癌因子:紫外线、烟尘、急慢性电离辐射等。

专家称,有 10 种人逐渐成为癌症的高危人群:长吸烟者,被动吸烟者及酗酒者;长期嗜饮热水、热食,食物过于粗糙,进食过快者;长期嗜食酸菜、腌菜、熏烤食物者;非哺乳期妇女乳头分泌物溢出者;萎缩性胃炎、胃溃疡或胃息肉等患者;肥胖者;不育、不哺乳或性生活过早者;乙型或丙型肝炎患者;长期接触有害气体、液体和粉尘者。

快节奏生活是癌症的诱因。快节奏生活包括的内容很多,例如工作和学习的长期紧张、工作和家庭中的人际关系的不协调,生活中的重大不幸等。

人的精神刺激由人的情绪影响大脑边缘系统、自主神经系统、内分泌系统、内脏器官而起作用。

首先是引起癌变:机体的平衡被打破,使细胞失去正常的状态和功能,不断变异,因此产生了癌细胞。其次是精神因素对癌细胞的发展和扩散起着重要作用。

肿瘤的自然消退:是指已经确诊为恶性肿瘤的患者,未经针对性的治疗而肿瘤自然痊愈的现象。肿瘤的自然消退发生率,据统计约为十万分之一或八万分之一。国内有关资料证明,自 1979～1990 年这 11 年中,经过调查核实,确认为恶性肿瘤自然消退的癌症患者有 224 例。

4. 癌症的诊断

癌症的诊断是诊断病理学的核心工作,因为早期诊断及早治疗是治疗癌症的关键。

新的癌症检查手段有:B 超、内窥镜、CT、核磁共振及血清免疫、生化检测等,对各种癌症的检查手段也不一样。但目前还没有一种简便而有效的早期诊断方法。

肿瘤有良性和恶性之分,绝大多数的良性肿瘤可以通过手术切除而获得治疗。恶性肿瘤由于其组织起源、分化程度、生物学行为不同而有所差异。有不少恶性肿瘤也可以通过手术切除或其他治疗方法可以治愈的。所以癌症患者不要一听说是癌症就悲观失望,被沉重的思想包袱压垮了。

病理检查是诊断肿瘤最准确最可靠的方法。它将患者病灶的分泌物制成涂片,或直接取下病灶小块组织制成切片,放置在显微镜下观察其细胞形态、结构等,以此确定肿瘤性质。

病理学通常分为组织病理学和细胞病理学两大部分,可判断肿瘤的良性或是恶性,还可为提供治疗的可靠依据。但是病理学检查结果不能完全代替整体病变,需要复查或与其他检查配合观察。

原位癌是指上皮恶性肿瘤,局限在皮肤或黏膜内,还未通过皮肤或黏膜下面的基底膜侵犯到周围组织。

癌症病变可发展成原位癌,如不加治疗,又可发展成浸润性癌。原位癌是癌的最早期,故又称为 0 期癌,此时如手术切除即可完全治愈。原位癌常见于子宫颈、皮肤、支气管、前列腺和乳腺等部位。

5. 癌症的治疗

一般人比较熟悉的主要治疗方法有：手术疗法、化学疗法(化疗)、放射疗法(放疗)、免疫疗法、内分泌疗法、导向疗法、基因疗法、加温疗法等。

(1)手术疗法：是许多早期癌症治疗的首选疗法。一些癌症患者到了晚期，无法进行根治手术，但是为了减轻患者痛苦，延长患者生命，也可进行手术，称为姑息性手术。如结肠癌的大肠造瘘手术。

(2)化学疗法：一般都是指西药抗癌药。这些药物在癌细胞生长繁殖的不同环节抑制或杀死癌细胞。但是大部分药物都对正常细胞有损害，会出现不同程度的副作用，如恶心、呕吐、脱发等。对白血病患者和无法手术治疗而又对放疗不敏感的患者可以用化疗。此外，化学疗法适用于手术后的辅助治疗。

内科肿瘤学是化疗、内分泌与生物制剂等措施来治疗癌瘤的一种全身治疗方法，是目前临床肿瘤研究中最活跃的一个领域。

近 10 年来，较新的抗癌药物有：

紫杉醇(TAX)与紫杉特尔(DOC)，长春酰胺(VDS)与去甲长春碱(NVB)，依利特肯(CPT-11)与拓扑替康(TPT)，氟胞苷(GEM)与卡培他滨(capecitabine,Xeloda)等 5-FU 衍生物；伊达比星(IDA)，表柔比星(E-ADM)与吡柔比星(THP)与博安霉素(BAM)等；卡铂(CBP)、奈达铂(NDP)与奥沙利铂(L-OHP)等。

(3)普通放射疗法：对放射线敏感的癌细胞可以用此法治疗。但是对正常细胞也会造成损伤。

(4)立体定向放射疗法：是将所有的放射线集中在肿瘤组织上进行精确治疗。此法还能避免人工手术时发生的种植性转移和引起的感染并发症。

(5)用免疫增强剂：如卡介苗、转移因子、干扰素、免疫核糖核酸等。通常免疫疗法作为其他疗法的辅助治疗。

(6)内分泌疗法：适用于激素依赖性癌症。例如用雄激素治疗乳腺癌，雌激素治疗前列腺癌，甲状腺素片治疗甲状腺癌等。

(7)导向疗法：将化学药物与一种专门与癌细胞结合的物质结合在一起。用药后，药物绝大部分集中在癌细胞上，可以最大限度地杀死癌细胞，对正常细胞影响小，因此疗效高，副作用少。这种针对癌细胞结合的物质是单克隆抗体，就和激光制导的导弹一样，将弹头(杀伤癌细胞的药物)飞向癌细胞。

(8)加温疗法和冷冻疗法：高温(45℃以上)和低温(－40℃以下)都可以将癌细胞杀死。加温有短波、微波和激光等；低温用液氮冷冻。

(9)基因疗法：目前已发现与癌症直接相关的两类基因，即原癌基因和抑癌基因，前者导致肿瘤发生，后者阻止细胞癌变。有些基因可以增强化疗效果。

由于肿瘤治疗的复杂性以及患者强烈的求生欲望，肿瘤过度治疗的问题逐渐显现。此时医生需要和患者耐心地沟通，讲明哪些治疗是必需的，哪些治疗没有必要，帮助患者作出正确选择。

随着医学科学的不断发展，以及临床经验不断地积累，过度治疗的标准有相应的改变。许多医生主张用药要加大剂量，结果表明，有些患者超过了机体的耐受能力，导致免疫力下降，患者的生活质量降低，并没有延长患者的生存期。

 6. 英国抗癌女斗士的故事

美国学者托马斯把孤僻、抑郁、自卑等称为癌症性格。他经过调查后认为，有40％的癌症患者是由于性格内向抑郁，有意隐藏内心的愤怒和失望等自我损害造成的。

不良情绪通过神经递质和神经内分泌激素，影响免疫系统，导致人体内防线迅速瓦解，癌细胞因此乘虚而入。

有一则故事：两个人一起去医院做体检，医生检查出其中一人已身染癌症,另外一人身体健康。但是体检报告却颠倒了两人的名字,交到了两个人的手中。癌症患者看到自己身体健康非常高兴,精神大振,过了一段时间再去做检查时,已找不到癌症病灶。而那位身体健康者自被错认为身患癌症后,悲伤不已,万念俱灰,一段时间后身感不适,经过检查确认癌症缠身。

英国抗癌女斗士的故事

简·汤姆林森因癌症医治无效,于2007年9月3日晚辞世,享年43岁。

她为慈善事业多次参加长跑活动,6年间共筹款175万英镑。简·汤姆林森曾于2003年6月被英国女王授予英国王室荣誉成员勋章,并于2007年6月授予英国最高级别勋章。英国首相布朗评价她对慈善事业作出了巨大的贡献。

简在被诊断为乳腺癌晚期前,对体育运动本不感兴趣,但是她为了激励自己,并向人们展示,即使身患绝症,也得使生活过得很有意义。

她的癌症经历如下:

1990年,被诊断患有乳腺癌。

2001年,首次参加全程5公里的马拉松赛。用4小时53分钟完成了不太可能的任务。

2002年8月,参加伦敦铁人三项赛,完成"地狱式"赛程。

以后多次参加马拉松赛和铁人三项赛。

2006年夏天,她用63天骑自行车横穿美国,从旧金山一直骑到纽约,全程约6780公里,翻越了3000多米的山峰,熬过38℃的高温,仅这次就筹得20万美元。

2007年6月,参加在利兹举办的10公里马拉松赛。当时简的身体已十分糟糕,只能在起跑线目送8000名选手冲出起跑线。

简去世后,她的丈夫和三个孩子说:"简总说,家庭生活是她生命中最快乐的部分。我们为能拥有如此伟大的家庭成员而感到自豪。"

简·汤姆林森的七年抗癌生涯,为癌症患者树立了光辉榜样。

多数癌症患者的康复系统,不能消除体内的癌细胞,但是康复系统能够帮助患者稳定癌细胞相当长的时间,在此期间内,患者可以完成生命中需要完成的大量工作。

癌症总是与我们同在。预防是最好的手段,而预防又取决于康复系统的强壮与否。更好的疗法是免疫疗法。

 ## 三、 生命只有一口气

整个人体,除了大脑是司令部外,最重要的器官是心和肺。说这个人死了,一定是指他的心脏停止了跳动,而且停止了呼吸。

 ### 1. 奥赛罗的悲剧故事

奥赛罗是莎士比亚的四大悲剧之一。贵族小姐苔丝狄梦娜因为仰慕英雄,即黑人将军奥赛罗,而与他秘密结婚。伤心欲绝的父亲对奥赛罗说:"当心点,摩尔人,看住她,要小心仔细,她骗过父亲,也难保不会骗你。"

奥赛罗强悍的外表下隐藏着对自己肤色、形象、年龄的自卑,孤独和自卑交织成奥赛罗复杂而敏感的内心。

奥赛罗因为他送给妻子的信物,一条母亲曾送他的手绢,落在了风度翩翩的凯西奥手中,很容易就相信妻子出轨。

爱的反面不是不爱,而是恨,极度的恨产生死亡,不是你死就是我死。最容易的死就是上吊,要对方去死就是掐死。死亡就是少一口气。奥赛罗掐死苔丝狄梦娜所说的一段话和知道自己做错了而自杀的一段话,是全剧最精彩和百读不厌的名句。

生命是多么的脆弱,只有一口气,人活在世界上,呼吸是多么重要。

遗憾的是,我们竟然生活在有害、污浊的空气中而听之任之,熟视无睹;更遗憾的是,对呼吸系统疾病的认知程度很低。并没有认识到为什么呼吸系统疾病居我国总人口死亡率的第一位!

呼吸系统疾病在我国城市占发病率的第四位(不包括肺癌而占第三

位），在农村的疾病中则占第一位，居我国总人口死亡率的第一位，因为许多慢性病很多最终导致呼吸衰竭而死亡。肺癌、支气管哮喘的发病率明显增高，慢性阻塞性肺病（简称慢阻肺，包括慢性支气管炎、肺气肿、肺心病等）的发病居高不下，肺结核发病又有增高趋势。艾滋病的主要死亡原因为肺部感染，SARS疫情和流感、禽流感的发生表明呼吸系统的危害仍很大。

常见的呼吸系统疾病

感冒：迄今为止，没有人知道感冒是什么，事实上，医学上把一大堆莫名其妙的病都定义为感冒。它们通常具有很相似的症状，它会自行走完自己的病程。其实对它没有什么药物可直接治疗，而且一般没有什么后遗症。

现在对流行性感冒的研究比较深入，认为它的元凶是流感病毒。但是，流感不是感冒，只是大家都已习惯了，这个称呼也就沿用下来。

现已知感冒病毒有300种以上，一般所说的感冒，通常是由腺病毒引起，主要是鼻病毒。迄今为止，腺病毒还没有出现过高毒株。固然感冒很烦人，但由于它温和，所以我们还没有将它憎恨到非要将它消灭的程度。

医学界认为，每年得一次感冒可以锻炼一下我们的免疫系统，所以并不推荐服用药物。除非发热到达38.5℃以上，否则不要乱用退烧药。

由于有些恐怖的疾病在发作初期，其症状和感冒非常相似，所以患者往往提出过度服药的要求，例如要求服用最新的抗生素等，"杀鸡焉用牛刀"。

流行性感冒（流感）：最早也是最有名的流感历史，是1918年的西班牙大流行，属于甲I型病毒，估计死亡达数万人，而且死的大多数是年轻人，比第一次世界大战死亡的人数还要多。以后又发生了三四次大流行。

西班牙流感，也被称作"西班牙女士"，不过它却有些名不副实，它没有那么温顺，而且它最早出现在美国堪萨斯州的劳斯顿军营，随着军队的调动，传染到西班牙才引起大暴发。

一直到现在，科学家依然在追踪这次西班牙流感的真相，却还没有全部拆穿它迷惑人的面貌。这就是为什么现在积极对禽流感是否会对人类造成危害的关注和预测的缘故。对流感历史的研究有助于揭开各种流感病毒真实的面纱。

病毒是一种直径为 20～400 纳米的微小粒子,具有蛋白质组成的,有保护功能的衣壳和被衣壳包被的核酸(DNA 或 RNA)。病毒在某种程度上介于生物和非生物之间,然而它们仍然是生物,虽然它们不能进行自身繁殖,但是它们能够借由自组装进行繁殖。它们必须依靠寄主细胞和其中复杂的酶。著名的病毒有天花(已消灭)、流感、艾滋病、狂犬病、肝炎等。

禽流感:禽流感是由 A 型流感病毒引起的,从呼吸系统到严重全身败血症等多种症状的综合病症。禽流感发生在禽类,能在人类中传播。高致病性禽流感由 H5N1、H7N7 等禽流感病毒引起。

人患禽流感的潜伏期一般在 7 天内。急性起病,早期类似普通感冒,体温可达 39℃ 以上,持续 1～7 天,一般 2～3 天。禽流感可因失控而造成大流行,因此各国政府均严加防范。

支气管炎:是指气管、支气管黏膜及其周围组织的慢性非特异性炎症。临床上以长期咳嗽,咳痰或伴有喘息及反复发作为特征。每年发作持续 3 个月,连续 2 年或以上。部分患者可发展成阻塞性肺气肿、慢性肺源性心脏病。

支气管炎可分为急性和慢性两种。急性起病快,开始为干咳,以后转为咳黏痰或脓性痰,常伴有胸骨后闷胀或胸痛发热等全身症状,3～5 天可好转。慢性支气管炎起病很隐蔽,部分由急性转为慢性。

慢性支气管炎多见于中老年人,所以有"老慢支"之称。我国 50 岁以上老年人约 15% 患此病。病毒和细菌均能引起慢支和继发性感染。此病是由于长期大气污染的结果。

哮喘:是一种慢性支气管疾病,患者的气管因为发炎而肿胀,是由人体的多种炎症细胞(包括嗜酸性粒细胞、肥大细胞、T 淋巴细胞等)参与的气道慢性炎症。发炎肿胀后,呼吸道变窄,因而引起呼吸困难。哮喘可分为外源性和内源性哮喘。外源性哮喘是患者对致敏原产生过敏的反应。内源性哮喘的原因未明，可能与遗传和环境有关。国外近年的研究表明，鼻炎是哮喘病的强力危险因素。

肺结核：肺结核是由结核杆菌引起的慢性肺部感染。主要临床特征是：咳嗽、胸痛、咯血、潮热、盗汗、消瘦、血沉增速。起病缓慢，病程较长。多数患者无明显症状，经 X 光检查始被发现。

肺结核是传染病中常见病，称为痨病，又称"白色瘟疫"。15～35 岁的青少年是肺结核的高发年龄。许多世界文化名人都死于肺结核，如肖邦、契诃夫、雪莱、济慈、郁达夫、鲁迅等。

2. 大诗人济慈的故事

23 岁的济慈去照顾他患肺结核的弟弟，他自己也不幸患了肺结核。当时他与 18 岁的女友芳妮订了婚，两人正处在如胶似漆的恋情之中。

济慈在十四行诗《致芳妮》中说道：

"但愿你整个属于我，整个……

否则，我就死……"

济慈给芳妮写了数十封情书，真是惊天动地，迷倒了一百多年来无数的青年男女。济慈不久客死意大利后，芳妮在感情上从来未离开过济慈。这是一段唯美凄艳的神话，也是对肺结核瘟神最深刻的诅咒。

医学对抗肺结核的努力，一刻也未放松。异烟肼、链霉素和卡介苗等药物的问世，是抗结核病里程碑式的胜利。美国曾经预期在 20 世纪末可以消灭肺结核，可是事与愿违，在 20 世纪 90 年代它又卷土重来，易感人群的数量也在增加。

特别是由于大部分艾滋病患者都死于肺结核，还由于多种抗药性结核病菌株迅速蔓延，增加了肺结核的防治的难度。现在中国的肺结核病例全球排名第二，仅香港每年就有 6000 例。结核病除了侵袭肺部外，还可以侵袭人体其他部位，如淋巴结核，骨结核，结核性胸膜炎，肠结核，尿路结核等。

肺结核患者可分为开放性和非开放性两种。开放性肺结核患者的痰内含有结核菌,但是大部分是不会传染别人的非开放性肺结核。

四、当人衰老的时候

老年病就是老年人生的病。"生、老、病、死"是人生的经历,有的人没有到老就死了,这是很不幸的。

有幸活到老就幸福了? 不,人是活不够的。

生病是谁都不能幸免的,有许多所谓"无病而终"的人,只是一种说法。在死亡的记录上都会按上一种或多种引起死亡的病因,例如心衰或肺气肿,表示心跳和呼吸都停止了。

1. 老年病的特点

老年病的种类实际上是很多的,可以分为五类:

(1)原发性老年疾病,即正常变老过程中易发生的疾病,如脑动脉硬化。

(2)继发性老年疾病,即老化后继发的疾病,如脑卒中。

(3)老年人易感性疾病,如痛风、糖尿病、肿瘤、骨关节炎等。

(4)老年人一般较轻的疾病,即多数人任何年龄均可发生的疾病。

(5)老年人中少见的疾病,如儿童期的各种传染病。

在大中城市中调查,威胁老年人健康的主要疾病依次为

高血压(患病率高达 30%~70%);冠心病;高脂血症;慢性支气管炎(老慢支);

肺气肿;脑血管病(脑血栓、中风);恶性肿瘤;Ⅱ型糖尿病。

死亡率占前 4 位的是:脑血管病、心脏病、恶性肿瘤和呼吸系统疾病。

老年病的特点是:一人多病,症状不典型,并发症多,病情发展迅速。同时会发生病理变化,使本来勉强处于平衡状态的某些脏器,在发病后容易迅

速衰竭,可以出现多器官的功能衰竭。

老年人得病后容易发生情绪和精神障碍。

由于老年人敏感性降低,自觉症状轻微。身体的调节功能低,对体温和疼痛反应差。肾脏中处理钾的能力降低。

近年来发现老年人容易发生播散性血管内凝血。

老年人容易患以下的疾病:

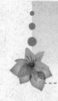

足病;关节病;眼病;骨质疏松;腰痛;痴呆症;

哮喘;颈椎病;失眠、精神障碍;消化性溃疡。

2. 悲观的老年病房

一位 76 岁的退休老人,向我述说他曾三次住进老年病房的经历。三次住院期间,他的治疗方案几乎一模一样,因为老年人的生理模式基本相似,几乎全身器官都已衰老了。在广告上出现的宣传词:"我在 60 岁时,具有 30 岁时的心脏。"其实是言过其实的;好比是销售旧车的经理对顾客说:"这车已行驶了 60 年,但是其发动机还是和新的一样。"这可能吗?

针对衰老的老年患者,首先要进行身体全方位的检查,从头到脚,无一例外,包括脑 CT、颈椎、心、肺、肝、肾、血液、各项超声检查、动态心电图、动态血压、微循环、尿常规,还包括眼睛和牙齿。

住院患者几乎每天都要采血和输液。有位患者戏谑说:"最好是在血管上安个截门才好。"

根据诊断结果,这位老人三次住院的病情,一次比一次重,这是理所当然的,因为一次比一次年老。现代医学还没有掌握返老还童的本领。就算没有这些老年病,人活到八九十岁,也是要死的。

医生最后的诊断实话实说,非常客观,但有些悲观,好比在说:"你的身体已存在要暴发地震的先兆,只不过不知道什么时候发生? 震级是多少?"

这些治疗老年病的模式无可非议，因为这是在医学院里学来的模式。但作为一个合格的医生，光这些是不够的。医生对患者不仅是治疗，还要进行指导、交流和安慰，树立康复的信心。

医学上的悲观主义，实际上是实用主义的表现形式：预言悲观结果，可能会使医生在心理感觉好些；如患者病情好转，医生就会感到惊喜，并将之归因为治疗结果；但如果患者病情恶化或死亡，那么医生已经言在先，结果似乎也在意料中。

我们生活在一个不可预测的宇宙中，就连可以看到的气象变化，如天气预报也并不十分可靠，更不用说看不见的地震预报了。虽然我们没拥有对生命的生杀予夺的力量；我们仅可理解人体组织如何生病和自愈，这是让医生和患者都可以理解并得以保持乐观的理由。

现代医学教育的模式，似乎只强调疾病及其治疗，而不是强调健康以及如何保持健康。该模式使得它只强调形式，而不是人体的功能。

这种生物医学模式对于人类精神的作用只是轻描淡写，或干脆视而不见，而只是一味地研究健康和疾病变化的纯生理原因。当前使用最广泛的药物，大多数都冠以 Anti(抗)的前缀名词，如：

镇静剂；抗高血压药；抗焦虑药；抗抑郁药；抗组胺剂；

抗心律失常药；镇咳剂；退热剂；消炎药；阻断剂等。

这些都是名副其实的对抗药物——是对抗和抑制的药物，这些药物是抑制病症的权宜之计，但是一定有治病的更好办法。

著名的医学博士，安德鲁·韦尔，毕业于哈佛医学院，他在一本《不治而愈——发现和提高人体自我康复能力》的书中说，他在学校 4 年和 1 年实习期间，所学的东西都没有触及病变和康复的本质，而是抑制病变或只是消除明显的病症。他没有学到有关康复和预防疾病的知识。但医生的基本职责首先应该是教会人们如何不得病，Doctor(医生)一词源

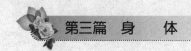

于拉丁文"教师"。传授预防知识应该是最重要的;治疗已发生的疾病是次要的。

在健康的大道上,差不多人人都走错了路。因为人和生活是多种多样的,思想的差距更大,没有一种规律可以满足所有人的健康需要。患者只有自己最了解自己,比医生还要了解,医生所接触的患者是各式各样的。我们必须要听医生的,因为医生对疾病的认识毕竟要强于比自己。但每一个人,都要靠自己的智慧和身体力行的。

老年人是否感到幸福,这是一个复杂的问题。但老年人是否感到不幸福,或老年人的悲观心态,这倒是容易理解的,有太多的因素可以形成悲观的老年人。

3. 长寿又健康的 10 位百岁老人

我历来反对为长寿而长寿的思想。那些长寿而无所作为的老人,像是山洞口的蘑菇,庸庸碌碌一辈子,消耗着人类创造的财富。更有甚者,那些长寿而作恶多端的老顽固,男的像是教唆犯,利用他们的经验去教唆更多的年轻人犯罪;女的就像是骑着扫帚的巫婆,雾里来云里去,阴阳怪气,见不得阳光和空气。这样的人,活着还不如死了好。

下面要讲的是 10 位长寿而又健康的百岁老人,他们健康地活着,而又为人类作出了巨大的贡献。因要强调思想意识对人体功能的巨大影响所以就选择了可敬可爱的 10 位高级知识分子作为实例。

季羡林（1911~2009 年）

80 岁以前,季老没有生过病、住过医院。2008 年 8 月 6 日是他的 97 岁生日。

"和谐"一直是他思考的话题,他说:"知行合一,天人合一,方能和谐。"

季老说:"好生恶死,好少年恶老年,是人之常情,但是我们应该有一个正确的生死观。"他认为陶渊明的态度最值得赞美,陶渊明有一首诗说:

"纵浪大化中,不喜亦不惧。应尽便须尽,无复独多虑。"("尽"就是死。)

季老讲到,齐白石、刘海粟常在书画中写上"年方八十"、"年方九十"的字样,"我看了总觉得心里不是滋味,觉得过于矫情"。

说实话、做实事的季老说:"毫不利己,专门利人,是很难做到的,那些极少数为别人牺牲自己性命的人是"正义的行动。"

巴金(1904～2005 年)

活到 101 岁的巴金,在 95 岁时,因胸腔骨折,从 1999 年 2 月 8 日住进医院后,一直没有出过医院的门。多病的巴金,晚年静养,得以活过百岁。

巴老一生创作了大量作品,在国内外广为流传。特别是他晚年的随笔,表现出巴老强烈的对祖国、对人民的爱心,作品具有极其强烈的生命力。在创作中,他魂牵梦绕地度过了不平凡的晚年感情岁月。他说:"我问心无愧地离开人世。"

老年的巴金生活恬淡,喜欢与人交往。早餐吃得最多:一个鸡蛋,一杯牛奶,一小碗稀饭,再加一、二个小点心,佐以豆腐乳、牛肉松或酱瓜。午饭吃得很少,但也不太清淡,否则会影响胃口,爱喝茶。

巴老的妻子萧珊珊的骨灰,一直放在他的卧室里,他说:"等我永远闭上眼睛,就让我的骨灰同她的掺和在一起。"

巴老说:"我的愿望绝非是欢度晚年,而是贡献晚年。"

他说:"既然活着,就要活好,认真做事,严肃做人。"

张中行(1909～2006 年)

我国著名的大学者。年轻时,他和作家杨沫在北京大学共同生活了 4 年。杨沫参加革命离他而去,写了一本小说《青春之歌》,书中有一个胡适的学生,实用主义的信徒,其原型就是张中行。这位可敬的学者,总是沿着北大的老路走;讲理,不说违心话,时间证明了张中行是对的。

文革期间,杨沫所在的北京市文联,派人找张中行,要他揭发杨沫的言行。张中行在写的材料中说:"她直爽,热情,有济世救民的理想,并且有其实现的魄力。"

英国哲学家培根说:"伟大的哲学家始于怀疑,终于信仰。"张中行却说

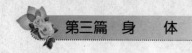

道:"在北大的培育下,我学会了怀疑,却没有能够终于信仰。"

1995 年,杨沫去世时,他没有到八宝山去参加遗体告别仪式。张中行说:"主要是由于她走信的路,我走疑的路。道不同,就只能不相为谋了。"

叶圣陶（1894～1988 年）

他是我国著名学者,涉及文学、教育、语文等方面。业绩多,成就大,著作多。更为重要的,是叶老的为人,认真、有德。他一生遵循儒家的"躬自厚而薄责于人。"就是说,他总是自我批评多,要他当面指谪人的短处,总说不出来。

叶老的夫人胡墨林女士精干,通文墨。他们当初的结合并没有现在年轻人的那些花样,但他们夫妻的一生感情很好。在胡女士逝世后,叶老就独身度日,依旧平静勤恳,比胡女士晚走了约 30 年。叶老出生贫苦家庭,中学毕业后当小学教员,从事文学创作。他的平和心态,造就了他的非凡成就和健康长寿的体魄。

马寅初（1882～1982 年）

马老于 1910 年毕业于美国耶鲁大学经济系,获哥伦比亚大学经济学博士。

俗话说:言人之言者易,言人之所欲言者难;言人之不敢言者,就更难了。

1957 年,马寅初的"新人口论"受到批判。错批了一个人,多增了 3 个亿的人。

早年在美国读书时,马老体质孱弱,有幸结识了一位 93 岁仍健康的医生,从此就以冷、热水浴天天轮流锻炼,40 多年坚持不辍。

自 20 世纪 40 年代以来,天天登山,连跑带颠。在上海无山可登,就爬24 层的国际饭店楼梯。在北京喜好攀登香山的鬼见愁,并常去爬景山和北海的白塔。

1966 年,北京的各公园关闭,无处可以登高,马老就在自己家中的园内溜达,每天要走 3000 米,后来在衣服兜内装上 50 粒豆子,每走一圈就取出一粒放入另一兜内，直到豆子移尽为止。通过每天的锻炼，马老的心脏肌肉变得十分强壮。比心肌更为强壮的是他的大脑控制力量。

陈立夫（1900～2001 年）

国民党的四大家族：蒋、宋、孔、陈。陈果夫和陈立夫两兄弟中，陈立夫是弟。陈立夫曾任蒋介石的机要秘书、国民党秘书长、教育部长和立法院副院长等要职，可以说是政治上的风云人物。

说一说陈立夫的养身之道。他在 2000 年 9 月 6 日百岁寿诞之日，写成《我怎么会活到一百岁》的文章，分四个方面来讲：

(1)先天禀赋：能够很快地就进入熟睡状态。心态好，不发脾气。他借用德国兴登堡将军的一句话说："发脾气是将别人的错误用来责备自己。"记忆力好，有恒心。

(2)后天保养：养身在动，养心在静。动与静结合，身心才能健康。多吃果菜，少吃肉类。不吃生冷食品，如生吃牛肉、海鲜等。头部宜凉，足部宜热。老年人睡眠前宜用热水泡脚；非至极寒冷之日不戴帽子。

(3)自强自立：人之一生会遭遇数次大的危险，要能够幸免，一靠自己，二靠别人。陈立夫列举了自己所遭遇到的矿难、空难、人祸经过。

(4)宁静淡泊：减少人为的俗务，寻求安宁的生活。

陈立夫的身体，并不很强壮，自 58 岁起即患糖尿病，亦曾因胆结石及膀胱结石，动过外科手术，如今居然能活到 100 岁，不亦乐乎？

罗素（1872～1970 年）

1950 年，罗素获诺贝尔文学奖。他被公认为 20 世纪最伟大的学者。他是当今时代理性主义和人道主义的代言人，是西方思想解放与言论自由的见证人。

1967 年，罗素在 95 岁高龄之际完成了《罗素自传》的写作，此后又活了 3 年。

在个人的经历中，活得既长寿而又精彩的人生，没有一个人能够比得上罗素！

哲学史的发展差不多是感性论和理性论轮流演变的历史,当今社会,以感性论略占上风,世界充满了争斗,差不多每一个有政治意识的人都对争斗问题怀有强烈的感受。罗素是一个理性论和现实主义的哲学家,他认为,人类已不分彼此,大家都处在被毁灭的危险中。

罗素对中国的传统文化情有独钟。他说,西方文化的长处是科学方法,中国文化的长处是对人生目标的看法。他举例说:中国人不愿意在文学和艺术中将人类的热情冲动时刻变为永恒,中国人讲求美妙和合理,在诗歌和绘画中寻求含蓄和高尚的美感,而不像西方人那样的浪漫和不顾一切,因此将中国人比喻为热水瓶,外面冷而里面热。

罗素用他的健康心态,正确的思想方法,使他的身心都得到锻炼和提高,既长寿又健康。

谢冰心（1900～1999年）

1923年毕业于燕京大学。

她和著名的社会学家和民族学家吴文藻,是风雨同舟、患难与共的恩爱夫妻。

现在七八十岁的老年人,在他们的儿童和少年时代,大多读过冰心写的散文和诗歌,如《寄小读者通讯》、《繁星》、《往事》等。

冰心在一篇文章说道:"世界上若没有女人,真不知道这世界要变成什么样子!我所能想到的是:世界上若没有女人,这世界至少要失去十分之五的'真',十分之六的'善',十分之七的'美'。"

进入20世纪90年代,一向不喜欢抛头露面的冰心老人,在她幽居的小院内,挂出了"谢客牌"。她必须在有限的宝贵时间里,抓紧写些文章和诗歌,以便给后人留下更多的东西。

钱伟长（1912～2010年）

他是"三钱"之一(其他二人是钱学森、钱三强),96岁还任上海大学校长。如此高龄而能担此重任,实不多见。他对健康之道有自己的独特见解。

他说："药补、食补、遗传，这些只能是一些次要因素，长寿关键要靠自己。"

下面是钱老对健康的一些见解：

人的寿命潜力很大，要从先天和后天的素质中去挖掘这种潜力。做到这点要充满自信，有些绝症不能被医生错判了，使精神丧失自信，提前丧了命。

聪明的人善于发现世界，发现他人，然而往往把自己忽略掉了。人要不断发现自己，调整自己，改造自己，更新自己，从而发展、壮大和巩固自己，战胜疾病，最终赢得长寿。

不能光是羡慕他人，仿效他人，像是猴子学样那样，轻信别人的经验，没有自己的主见。

体育锻炼要坚持不懈，不能凭一时关注，而后中断。

钱老以自己当年毕生的体会说，要勇于面对挫折、痛苦和不幸，才能唱出豪情壮志。

费孝通（１９１０～２００５年）

他是社会人类学家，民盟领导人。燕京大学社会学系毕业，获伦敦大学博士学位。长期研究中国农村和小城镇的专题调查。

费老曾在东吴大学医学院预科读书，想成为一名医生，后来认为社会的病痛比人体的病痛更重要，所以转而学习社会学。

费老由于毕生从事农村社会调查，从 20 岁开始，他在中国田野里行走了 75 年的脚步！练就了一副钢筋铁骨的体魄，能够抵挡着 1957 年的错划右派和 1966 年的迫害，在中央民族学院四大右派中活得岁数最长，成果也最辉煌。

你老了吗？ 人有 4 种年龄，计有：出生年龄、生理年龄、心理年龄、社会年龄。

生理年龄：可以从健康状态、脸部表情、体态、步履等看出来。

心理年龄：表现出自我感觉不老，心中充满自信；或者未老先衰。

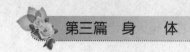

社会年龄:更注重一个人对社会作出的贡献。

中国人男性的退休年龄是 60 岁,选择这个年龄是有科学依据的。根据统计学的规律,老年人的各种常见病、多发病,是以 60～69 岁这个年龄段为最多,这段时间是人生的多事之秋。各种老年病,例如高血压、糖尿病、老年性白内障、动脉硬化、冠心病、前列腺增生,以及各类肿瘤等疾病,均处于高发期。到了 70 岁后,老年病的发生率开始下降,75 岁后又趋于正常,衰老的进程也趋于减缓。

民间有"73、84,阎王不请自己来"之说,就是说:73 岁和 84 岁是两个坎(阶段),活过 73 岁,就可以安全地到达 84 岁,活过 84 岁就可以达到长命百岁之例。为什么这么说? 这是因为孔子的寿命是 73 岁,孟子的寿命是 84 岁,暗合老年人的生理规律。

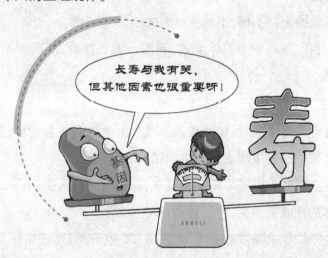

进入高龄期,人体的各项生理活动又达到新的平衡,新陈代谢的步骤放慢,细胞的变异减少,更重要的是,老年人的大脑思维更为成熟,能够适应老年人身体的生理变化。

我的母亲活到 95 岁,她 90 岁时的血压、血糖、血脂和其他的生化指标都在合格的范围内,两年后发现她的大脑中有一个不小的肿瘤。但这些病变,并没有影响到她的生活质量和寿命,她最大的特点,就是心态特别平衡,子女对她孝顺,能吃、能睡、能玩、能享福(俗话说,没有吃不了的苦,只有享不了的福,很多人连福也不会享!)。

几种常见的老年病

老年痴呆症:老年痴呆症是真正的老年病,只有中、老年人才会患上此病。

老年痴呆症可以分为:单老性痴呆症,多发生在 60 岁以前,又称阿尔茨海默病(AD)。如果发生在 60 岁以后的,则被称为老年性痴呆症。可以将此二者看做是同一种疾病。

大脑皮质中的记忆蛋白大都是大分子蛋白质,当记忆蛋白被蛋白酶等降解酶降解后,记忆蛋白的大分子结构就被分解。一个完整的蛋白质大分子会被分解成为一个个由氨基酸残基所组成的小分子蛋白,而 β 淀粉样物质极可能就是记忆蛋白降解后的最终产物。

老年痴呆症患者的脑神经元胞体内有大量神经元纤维缠结,还有 β 淀粉样物质在神经细胞之间形成老年斑(SP),也可在脑内血管壁上沉淀。构成神经元纤维缠结,老年斑及血管壁沉积物的主要成分都是 β 淀粉样物质。

老年痴呆症患者脑中的记忆蛋白降解酶失去了控制,其分子结构被分解或摧毁了,造成记忆信息一个个丢失,使记忆丧失成为痴呆。

在病理研究方面,可将脑中的 β 淀粉样物质作为老年痴呆症进展状况的一个参照物质。

老年斑:老年人皮肤上长黑斑是由于细胞代谢功能逐渐下降;细胞核内产生出一种脂褐质素,这是种不溶于酸、碱和有机溶剂而易积聚于细胞内排斥废物,它的沉积可形成老年斑。老年斑发生在面部、颈部、胸部手足背部及四肢顶端。实际上,老年斑也发生在心、肝、肾上腺及脑等重要组织中。发生在脑部的老年斑,是引起老年性痴呆的重要原因。

老年心室衰竭:一般多数出现左心衰,处理不及时可发展成全心衰。心衰由于冠状动脉硬化或老化,心脏发生退行性变。老年人发生全心衰后,由于情绪剧烈波动、劳累、感冒、外伤等情况时,就会发生心力不支,容易出现

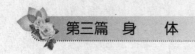

心力衰竭。心衰可表现为:胸闷、气促、咳嗽。

把血压降得过低也有危险,能增加心脏病的危险。专家建议,低压不要降到85mmHg以下。

老年性便秘:排便时要用力屏气,腹壁肌肉强力收缩,导致腹压升高,大量血液回流心脏,使心脏负担加重,促使血压升高,特别是本来就高血压的人,此时脑出血危险性增加。

便秘容易诱发直肠癌和乳腺癌。便秘对直肠癌的影响众所周知,而它对乳腺癌的影响则是由美国加利福尼亚的医学专家对1418名妇女调查时发现的。

人老先老腿:老年人腿脚不灵活,行动缓慢。可从老年人骨骼构造看出:青年人骨骼中的无机物占50%,中年人占66%,而老年人则可占到80%,无机物含量越高,骨骼的弹性、韧性则越低,也越易发生骨折。

老年人最怕骨折,也最易发生骨折。老年人骨折后,本来的身体活动就已很少了,骨折后卧床不起,打乱了原来就不很健全的身体平衡,大大地缩短了寿命。

散步颂歌

人们强调锻炼身体,因其它对康复系统有利。散步是老年人锻炼身体的最健康的形式。

散步时要穿一双舒适的鞋:尺码合适、软底、轻便、透气、有弹性,各种品牌的旅游鞋较好;此外,你不需要任何昂贵的运动器械了。有条件的话,可买一个计步器。

生理学家指出,当婴儿刚开始爬行时,这种运动进一步刺激大脑的发育。人类在不停地行走中,促进大脑产生动力,对整个中枢神经系统有协调作用。人的一生要在地球上行走多少里程? 谁也算不出来。

行走是复杂的行为。首先是全身的感官和肌肉协调统一,小脑依靠内耳保持平衡。大脑将此信息与骨骼系统、肌肉系统和神经系统统一起来,触觉感受器和大脑的思维联系起来,使我们的情绪愉快。假如在散步中有个同伴或路上遇到朋友,那么情绪就会更好啦。

骑自行车会乏味,跑步会跌倒受伤,而散步没有这些麻烦,还能够在一路上欣赏风景,增加吸氧量,增加血液循环,增加胃肠消化能力,一举而数得,何乐而不为? 可是天底下竟有这样的傻子:他们热衷于开汽车兜风,一路上神经处于紧张状态,不仅浪费汽油,还污染环境。

老年人要将竞技的运动项目留给年轻人,让他们去体会比赛的乐趣,只替自己保留散步的权利,安步当车,其乐融融。现在世界上流行一种在行走时增加一副有如滑雪手杖的棍子,向后支撑着重心前移,以增加行走的速度和效力。体格强壮的老人可尝试一下。

防不胜防

体力衰弱的老年人,行动不便,容易摔跤,甚至猝死。避免危险的办法归纳如下:

(1)不要吃得太饱;

(2)不可运动过量;

(3)睡觉起床时不可过猛,醒来要再躺半分钟;

(4)避免滑跌;

(5)定时服药,特别是降血压药和一些重要的防治药物;

(6)避免用力过猛;

(7)不要常低头干活或低头捡物;

(8)生活规律,不吸烟,少喝酒;

(9)不生气,不吵架;

(10)洗澡水温不可太热,不要长时间泡澡;

(11)在厕所里要注意防滑;

(12)防止便秘,如厕时间不要太长,要坐便,不要蹲坑;

(13)不能憋气和突然用力;

(14)吃东西避免噎住,吞咽顺畅;

(15)避免刺激性娱乐,如赌博、竞赛、麻将、打球、骑车等;

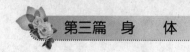

（16）避免憋尿、憋屎；

（17）常备急救药，如硝酸甘油、大便润滑剂等；

（18）不要在空腹和过饱时锻炼。

人到暮年，危险因素逐年增加，防不胜防。要靠强健的大脑司令部，有理性和坚强的统一意志。每做一件事，要想到目的和后果，不要一厢情愿，意气用事，克服盲动。

 4. 理想的老年病医院

世界已进入老年人逐年增多的时代，对老年人的关爱是人类社会对"大同世界"中"老吾老，以及人之老"的理想。现在各地的老年病医院或综合医院中的老年科都发展很快，但品质不尽如人意。理想的老年病医院应是怎样的？

老年病医院看上去更像是温泉疗养胜地，处在一些风景秀丽的地方，海边、山上或是宽广的平原、丘陵地带，应离城市不太远、交通方便。让患者离开那些高楼大厦、森林般耸立的水泥建筑群，要让患者回归大自然，因为老年人一辈子在社会和人流中沉浮太久了，他们的血液里也像是淤积的黄河那样，流淌不畅了；肺叶中的气泡也浑浊不堪。他们太需要在视野清静的地方，吐掉这些污泥浊气。

有一次，我见到多伦多郊区的安大略湖滨一处风景秀丽的游览胜地附近，有一座老年精神病医院。在那里，我遇到四五个陌生男子并和他们寒暄谈话，他们对我们非常友好，分不清哪个是患者哪个是护理人员，看起来年岁大一点的可能是患者。这些老年患者整天和海鸥、野鸭、天鹅生活在同一片沙滩上，看着碧海蓝天，一朵朵飘过的白云，远处风帆在游弋。在宁静优美的环境中，患者心中该有多少抑郁和狂躁在渐渐消逝……

老年病医院应该是非常专业化和有特点的。在进入老年病医院前，要有一个筛选和甄别过程。规模大的医院，患者先进入预科，然后根据体检和化验的结果分别在各分科住院治疗。一些规模较小的专业老年医院，可以有选择地收治患者。

老年病医院的分科,一般可以分为:

心脏血管科;神经内科,包括老年痴呆;内分泌科,包括糖尿病;泌尿科;心理治疗科。

由于癌症和白内障等病的特殊性和专业性,一般不设在老年病医院内。

老年病医院应该包括医疗、预防、护理、康复、保健、食疗、健身等环节。

老年病科的医生除了医疗本科外,还要学习心理学、精神病学、临床药学和营养学等。在老年病房,医生和患者更像是治疗的合作伙伴,而不是领导和被领导者。

老年病患者可以在医院里学习,仿佛进入一座老年专科大学;听医学讲解,并实践康复生活的原则,学习营养和食疗,提高治病的精神力量。医生是患者的良师益友,医患关系非常融洽。

老年病房医生通过所办的学习交流园地或座谈会,邀请有经验的患者,介绍自己在治病中的心得体会。可能更能打动其他患者的思维,引起共鸣。医生也可以给患者寻找并联系"同病相怜"的病友,共同磋商,交流经验。

为了活跃老年人的身心,可以和幼儿园联合,举办活动。国外有些老人院,干脆和幼儿园合办在一起,但必须排除传染病或对其他人的健康有不利的因素。

老年病医院的食堂建设应认真对待。不仅因为众口难调,而且因为老年人长期的饮食习惯以及对各种疾病的要求不同,因而对食堂的三餐供应也有所不同。在老年病医院的食堂中,不要将厨师培养成纯粹的营养师,将食物都变成了药物,使本来就无食欲的老年患者,失去了胃口,视进食为畏途。例如考虑到老年患者大都牙齿不好,于是可将米饭煮得软些,可是偏偏有些老人最不爱吃软饭;又如不给糖尿病患者喝粥,而代之以面片儿汤,据说是由于喝粥能升高血糖。此观点需要经过论证。难道麦片、杂粮煮成的粥就不会升高血糖了?所有的淀粉煮熟后只能变成淀粉,而不是葡萄糖。

很有必要在医院内开设餐厅、小卖部，以满足患者的食欲。依此类推，也有必要在医院内开设如歌厅、棋牌室、音乐茶室、计算机室、健身房、广播电视及文体活动中心等。

医院还要考虑到患者与家族、朋友们团聚的场所，可设立临时会客厅，小型会议厅等。

每逢患者的生日或喜庆日，院方要举办适宜的聚会。有条件还可以邀请名人来医院作报告，举办演讲会。开展病友的各种爱好活动，如种花、绘画、音乐文艺演出、钓鱼……

说到这里，我们好像是开设了一个有规模的俱乐部，而不是医院。

以上这些的确是考虑老年病的特殊性；老年病都是一些慢性病，不会立刻死亡，因为老年患者有着共同的心态：对美好生活的渴望、希望亲情和友谊的长存、已经积累了人生的丰富经验、思想比较成熟、爱吃、爱玩，并且有条件获得这些享受。

我国的老年患者，大都享受有足够生活的养老金，若有孝顺的、而且事业有成的子女，生活就更不成问题。将老年病医院的规划和建设推向现实，对社会和个人都很有利。

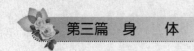

五、糖尿病和艾滋病

糖尿病威胁全球近 1.9 亿人的健康。国际糖尿病联盟（IDF）估计，到 2025 年，全球将有超过 3.3 亿人患糖尿病。2003 年中国有 2380 万糖尿病患者，仅次于印度。1986～1994 年，糖尿病患病率从 0.9% 增加到 2.5%，迅速增长近 3 倍。这个趋势导致我国每天增加 3000 名新糖尿病患者，即每年增加 120 万人。

糖尿病的发病机制：第一，是胰岛素分泌产生缺陷；第二，是在肝脏、脂肪组织和骨骼肌中产生胰岛素抵抗，其表现为胰岛素促进骨骼肌、脂肪组织摄取葡萄糖并加以利用或储存的效力减弱；胰岛素抑制肝葡萄糖输出作用减退。为克服胰岛素抵抗,胰岛 β 细胞代偿性分泌更多的胰岛素(高胰岛血症)以维持糖代谢。这种高胰岛素血症可能在患糖尿病前 10 年就已存在。

1. 糖尿病并不可怕

假如你被诊断得了糖尿病,你或许可以感到庆幸:因为从此你可以掌握自己的命运,你的生活也可得到锻炼和提高。

不仅仅是遗传:糖尿病的确有遗传性。话说有同胞兄弟姐妹 7 人,个个都是糖尿病患者,有一个妹妹,不到 60 岁就并发肾病去世了;另一个弟弟并发冠心病,中风瘫痪。但老大是一位医生,而且是营养学家,他在同胞中患糖尿病最早,已经 20 余年,年将 80 岁,依然身体硬朗,不像是患者。有同样的遗传因子,却有不同的结果,给人以启迪。

糖尿病患者照样可以颐养天年:生活启示我们,糖尿病患者通过种种治疗方法,能够和正常人一样的生活,享有和正常人大致相同的寿命。我参加了一次聚餐会,一餐桌十个人中有七人是糖尿病患者,但从种种迹象分不出哪些是患者。长寿的糖尿病患者的例子很多,例如活了 101 岁的陈立夫,他在 58 岁时得了糖尿病,还曾因胆结石和膀胱结石动过外科手术。陈立夫的长寿经是:睡眠好(心态好),有恒心(科学养身),不发脾气(生活质量好)。平日注意头部要冷,脚部要暖,血液通畅。

美国波士顿大学研究人员访问了 85 岁的老人,他们曾患上了高血压、心脏病和糖尿病等慢性病。这些人中有不少生活自理能力很好,可以和没有患病的同龄人媲美。男寿星的生活自理能力普遍好于女性。但在活过百岁的人中,女性在身体上、心理上更能适应慢性病和无法自理的生活。这些寿星中大都有良好的生活习惯。

糖尿病遗传基因曾经是良好的基因:达尔文医学研究提出,为什么糖尿病的发生率在现代社会如此高? 其解释是:在前工业社会中,经常会发生周期性的饥荒。因此,在这样的环境下,人们具有"节俭"的代谢机制的个体,在生存上,就会具有更多优势,因为他们能够充分有效地利用有限食物。然而当工业社会来临后,人类的食物已大大地丰富起来,这样的个体就无法应对丰盛的食物。过去将糖尿病称为富贵病,因为富人可想吃什么就吃什么,因此得糖尿病的人比较多。但现在穷人也得糖尿病,而且比例越来越大,特别在城市中。因为鸡、鸭、鱼、肉、蛋等荤菜越来越便宜,相反,蔬菜水果反而较贵。印度人的糖尿病患者数超过中国,也很说明问题。

在中国 20 世纪 60 年代初的困难时期,由于饥饿和食物缺乏,许多人发生水肿和营养不良。事后证明,那些有糖尿病遗传基因的人,却能够比较顺利地挺过这一关。

因此,奉劝糖尿病患者,要珍惜这种良好的基因(而不是倒霉的基因),将其利用起来,改变当前生活习惯。首要的任务是吃得素些,不要吃得太饱,七八分饱足矣。

糖尿病并发症的统计不正确:据称,在糖尿病患者中,有 50%～70% 有阳痿;一半以上并发神经病变;30% 并发视网膜病变。果真这样吗? 这些统计数字非常不正确! 因为,谁能知道:

全国有多少患糖尿病患者?

患者中有多少人知道自己患了糖尿病

已患糖尿病患者中有多少人前去就医

以上问题都无确切的回答。据说,有八成糖尿病患者不知道自己已患此病。

大部分已诊断为糖尿病的人都是中老年人,他们的全身器官都已老化了。一位糖尿病患者到医院去治疗,医生将他身上所有的病几乎都归结为糖尿病并发症,并认为,只有将血糖控制好了,这些病就都有治了。是这样吗?

许多并发症实际上在得糖尿病以前就存在,不能归结为糖尿病的原因。或者说,由于这些病而导致糖尿病发生。X-代谢综合征的表现之一就是血糖高。血糖高是老年症的现象之一,需要终身服药,好比是不能返老还童一样,就如同老眼昏花、老态龙钟、秃发掉牙一样。

患了糖尿病,就表示身体的代谢失调,要比寻常人更注意饮食代谢。要将并发症消灭在萌芽之中,例如脂肪肝,就要少吃油脂,肾病要少吃盐,"迈开腿,管住嘴"。

不要整天纠缠在万一得了并发症怎么办!

人就像机器,例如汽车,到了时候就要报废。一个人活到八九十岁,就算什么病也没有,也会老死的。所谓老死,就包括了所有的老年病的总称,生、老、病、死,缺一不可。

糖尿病患者多半是被愁死的:前面说过,得了癌症的人,多半是被吓死的。那么,糖尿病患者多半是被愁死的。统计表明,糖尿病患者同时患精神病的人很多,原因为:

(1)认为糖尿病是不治之症,在生活中的限制太多,不胜其苦。

(2)听信了太多的药物和保健品推销商的广告,缺乏对糖尿病科学认识。

(3)对某种疗法期望太高,大把吃药,越吃越多、越贵,经济负担太重。

(4)社会的阻力加重,家庭生活不愉快,受人歧视,怨天尤人。

糖尿病是一种慢性病,在漫长的病程中,由于代谢障碍和血管病变等因素,病情常累及大脑,可出现精神障碍。糖尿病患者的心理问题主要是抑郁症和焦虑,抑郁症是从情绪低落开始的。抑郁症早期表现为疲乏、对事物的兴趣减少、精神不振、阳痿以及感觉异常等。

有一些隐匿型抑郁症有躯体化症状表现:反复的胸闷、心慌、胸痛、头痛、腹胀、腹痛、腹泻、疲乏无力和全身不适。部分患者出现记忆、领悟、判断等障碍,少数出现明显的智力异常,甚至痴呆。有些由于个体素质和性格倾向被强化,而呈现精神分裂症、情感性精神病或强迫性症状。

研究表明,糖尿病患者容易产生精神障碍,是由于糖尿病和精神病患者都作用于大脑的同一部位,引起下丘脑——垂体——肾上腺功能紊乱。其

135

中一种疾病发作,增加另一种疾病的风险。有学者通过酪氨酸羟化酶示踪技术发现,一种类似酪氨酸羟化酶-INS-胰岛素生长因子Ⅱ聚集 11 号染色体短臂,后者既可能是糖尿病的易患位点基因,又可能是情感性障碍的易患位点基因。有研究称,糖尿病患者很容易出现脑内微血管瘤和局限性脑梗死,受损害的脑实质部位,容易引起认知功能损害,其表现为精神症状。同样,精神病患者也易得糖尿病。

糖尿病有许多并发症,其中就有痴呆症,和大脑的营养有关。长期的糖尿病患者容易形成忧郁症,有悲观情绪,这和因生活习惯改变后,大脑消耗的葡萄糖减少有关,"治好了驼背,变成了瞎子"。

在测定糖尿病的试验是口服葡萄糖的耐受试验,是给禁食一夜后的人喝的很甜的葡萄糖饮品(或服食葡萄糖)。但生活中,没有人会吃纯葡萄糖,并且大多数人的身体会很好地调节血糖水平。

血糖能使胰腺分泌胰岛素,肝对胰岛素的反应是将多余的葡萄糖转化为肝糖原的淀粉样聚合物储备起来,当血糖水平下降时就可以分解储存的糖原,将其变为葡萄糖。Ⅱ型糖尿病患者并不是不能分泌胰岛素,而是分泌得慢而且少。因此,需要控制摄入的淀粉量,使其与身体的反应相适应。

在大脑与葡萄糖的控制中,还存在第二个关卡,是大脑中存在一种叫星形胶质细胞,也可以依照糖原形式储存葡萄糖,在血糖和营养大脑的液体之间起缓冲作用。星形细胞一般将大脑营养中的葡萄糖水平保持到血糖水平的 20%～30%。如大脑神经元需要更多糖,就可由星形细胞获取,若不需要就可以继续储存于星形细胞中。

对糖尿病患者来说,最好吃低 GI(食物的血糖生成指数)碳水化合物,或慢释放食物,如牛奶麦片粥、全谷类食品。

脑肠肽激素(ghrelin)是一种饥饿时由胃产生的激素,能够控制血糖水平。每个人调节葡萄糖的能力和对压力的敏感性不同,有的人很容易饿,有的人则不然。对那些调节葡萄糖水平较差的人更理想的食物是多吃些释放慢的碳水化合物。

糖尿病患者要保持乐观心态。对待慢性病的心态之一是："既来之,则安之","以不变应万变"。创造一个全新自我,充分享受来之不易的人生乐趣。糖尿病患者应该走进社会,扩大自我,使心胸宽广,获得亲友的支持。

 ## 2. 五套车行驶在抗糖尿病的大道上

驾着五套车,行驶在抗糖尿病的大道上。

第一驾套车——教育和心理治疗

乐观稳定的情绪有利于维持患者内在环境的稳定,而焦虑的情绪会引起一些应激激素,如肾上腺素、肾上腺皮质激素及胰高血糖素的分泌,从而拮抗胰岛素,引起血糖升高,使病情加重。要在医生的指导下,学习防治知识,通过对血糖的监测,摸清影响病情的有利和不利因素,掌握自己病情特点,坚持信心和毅力,认真治疗,不紧张,不松懈,进行合理的饮食,重视体力活动,劳逸结合。使各项指标(体重、血糖、血脂、血压)维持在合理水平上。有感染、手术、重大精神负担时,要正确处理。

第二驾套车——饮食治疗

由于糖尿病是人体的代谢疾病,所以营养和食疗特别重要。然而患者的最大误区也在这里。提起糖尿病,一般人认为,这也不能吃,那也不能吃,那么到底吃什么才好?

首先要明确,Ⅱ型糖尿病并不是胰脏不能分泌胰岛素,而是胰岛素分泌太慢,所分泌的胰岛素不够消化食物用。所以要提倡少量多餐,特别要注意按照食物营养素的合理搭配,不要使热量超标。按照产生热量的食物比例搭配食物,如:糖类(淀粉)55%;脂肪25%;蛋白质20%;适量的维生素和矿物质。

关键是摄入食物的量,而不是食物的质。原则上糖尿病患者什么都可吃,就连最要禁食的糖也能吃。大家知道糖尿病患者由于服用降糖药,要防止血糖过低的副作用,特别是开车司机,血糖过低时会发生眩晕甚至昏迷,所以外出时要准备好糖块,以备不时之需。吃水果或甜食可以选择在每天血糖最低时食用,例如下午三四点左右。水果选择甜度低的,如柚子、香蕉、樱桃等。现在水果品种改良,原来甜度低的猕猴桃、西瓜、苹果等也甜得要命,只好少吃些或者不吃也罢。

要防止几个饮食误区:

(1)认为自己已服药了,可以放松饮食控制。有人在吃糖时同时服用拜糖平,以为这样就安全了。

(2)饮食控制过严,造成什么都不敢吃。结果身体缺乏必需营养素,体质下降,别的病就乘虚而入。

(3)饮食品种上只控制糖,或将豆类代替淀粉,但总热量太大,蛋白质太多,不良因素更多。

吃饭毕竟不同于吃药,要创造更多更好吃的食物来满足自己的食欲和营养需要,又不违背糖尿病对饮食的要求。我提出几味个人爱好的小菜,仅供参考:葱油萝卜丝、奶油蘑菇浓汤、油焖笋、酸辣白菜、莴苣蘸甜面酱、松花蛋拌嫩豆腐、蚝油豆芽菜、大葱拌鸡丝、素炒洋葱等。

(4)不应该因为减少尿量而控制饮水量。

第三驾套车——运动治疗

运动的好处,谁都知道,但糖尿病患者要防止因为运动量过大而诱发酮症酸中毒。每个人应根据自己的体质和年龄选择适合自己的运动方式。老年人可以选择散步或慢跑、太极拳和其他体操类活动,游泳也很好。饭后1小时散步对降低血糖有好处,每日三次,每次不少于 30 分钟,应持之以恒,但不要空腹运动。运动时要心情舒畅,每日保证充足的睡眠。

第四驾套车——药物治疗

为了控制血糖,糖尿病患者一般需要终身服药,这一点许多患者还不习惯。降糖药物种类繁多,随着时代的进展,新药不断涌现,现将一些确有疗效的、有代表性的药物举例介绍如下,供患者参考之用。服用药物应该在医生的指导下进行。

(1)胰岛素促泌剂

磺脲类降糖药——甲苯磺丁脲(D860)、格列苯脲(优降糖)、格列齐特(达美康)、格列吡嗪(美吡达,迪沙片)、格列喹酮(糖适平)、格列美脲(Glimepiride)。

餐时血糖调节剂——瑞格列奈(Repaglinide,商品名诺和龙)、那格列奈(Nateglinide)。

(2)胰岛素增敏剂

双胍类降糖药——二甲双胍(格华止)、苯乙双胍(降糖灵)。

噻唑烷二酮类——吡格列酮、塞格列酮。

(3)胰岛素

——传统胰岛素制剂。如诺和灵 R、N 等,来得时(甘精胰岛素注射剂)。

——短效人胰岛素类似物——ASP,LISPRO,ASPART。

——人胰岛素类似物的预混制剂。

——长效人胰岛素类似物——GLARGINE,DETERMIR。

——胰岛素新制剂——吸入性胰岛素、胰岛素口腔喷剂、胰岛素口服制剂。

第五驾套车——经常的身体监测

糖尿病应该自备血压测定仪和血糖测定仪,可以对自己的身体情况有一个客观的了解。每月或每季度要验血一次,进行血液常规分析。根据分析结果调整治疗方案,防患于未然。

适当时,要进行糖尿病的靶器官检测。所谓靶器官是指某一种病或某一种药物所影响、所针对的器官。高血压的靶器官不是一个,而是心脏、大脑、肾脏、血管等。糖尿病也伴随着高血压,所以高血压的靶器官也成为糖尿病的靶器官了。靶器官检测还包括:心脏血管的动脉硬化程度、尿蛋白和肾功能、微血管循环、眼底、神经病变、肝功能等。

3. 谈艾色变

艾滋病的医学全名是"获得性免疫缺陷综合征"(Acquired Immune Deficiency Syndrome),缩写成 AIDS,其读音就是艾滋,是人体感染了人类免疫缺陷病毒(HIV,又称艾滋病毒)所导致的传染病。

中国自 1985 年首次报告艾滋病例以来,流行呈快速上升趋势。据联合国驻华机构公布资料显示,我国的艾滋病患者在亚洲居第 2 位,在全球居第 14 位。

中国的艾滋病传播途径以注射吸毒感染为主,占总数的 68％,采血、血浆感染占 9.7％,血液制品感染 1.5％,性接触感染占 7.2％,母婴传播占 0.2％,其余原因占 13.4％。专家估计,如不采取积极有效措施,到 2010 年,我国感染艾滋病者将超过 1000 万人。

有相当一部分人在感染艾滋病毒后,可在长达 10 年内没有任何明显症状,但其血液、精液含有病毒。这期间如发生性活动,将会把病毒传给性伴侣。据统计,约七成艾滋病患者,未参加检测。去街头穿耳洞者,要当心感染艾滋病。

感染艾滋后,初期症状通常在 2～4 周后出现,平均要在 3 个月后,才能由验血证实是否感染。初期症状为:持续低热,疲乏,喉炎,体重突然下降,头痛,恶心,肌肉关节痛,夜间盗汗,持续腹泻,皮疹等。

除吸毒者外,暗娼和同性恋者是调查艾滋病的重点对象。要防止得艾滋病,必须要洁身自好。艾滋患者的故事有很多。现在介绍两件则:

漂亮的女理发师的故事

俄罗斯漂亮的青年女理发师韦特兰娜·伊扎姆巴耶娃,2002 年在海滨的一次风流韵事中感染了艾滋病。医生说她只能活 8 年,她曾经想过结束生命。不久,她战胜了恐惧心理,在公众场合下,第一个公布了自己的真实姓名,并且勇敢地参加了俄罗斯政府首次为艾滋病滋毒感染者举办的选美大赛,将自己的照片公布到互联网上。她从 30 多名参赛佳丽中脱颖而出,并被授予"2005年阳性小姐"的冠军称号。现在,她充满自信,喜欢各种运动,和其他人一样,生活、恋爱、享受生命。

保护更多的人

有一个叫李继东的百万富翁,在自家家乡开办了一家叫"重生"的工厂,把吸毒者和艾滋病患者集中在一起,让他们与世隔绝,安然面对死亡。4年来,厂里已有20多人死去。李继东的目标是:"控制艾滋病携带者,保护更多的人。"

艾滋病被称为20世纪的瘟疫。当世界上到处充满了艾滋病毒的时候,你认为自己能够安全吗? 艾滋病的四大传播关键是:性传播,吸毒,血液传播,母婴传播。1981年,美国首次发现和确认艾滋病(AIDS),是"获得性免疫缺陷综合征"的缩写。

人体靠免疫功能来抵抗疾病的困扰,但是艾滋病毒攻击的正是人体免疫系统的中枢细胞——T_4淋巴细胞。当人体的免疫系统被破坏后,就会感染其他疾病,导致各种复合感染而死亡。

艾滋病毒在人体内的潜伏期为2~10年,在成为艾滋病患者前,患者从外表上看上去很正常。一般的接触并不能传染艾滋病。艾滋病病毒非常脆弱,离开人体后暴露在空气中,没有几分钟就会死亡,其传播力并不是很强的,所以照料艾滋病患者不必害怕。

关于艾滋病的起源有很多传说,有人说是德国在第二次世界大战时,人工研究出来的一种病毒;也有人说是日本人研究出来的;还有人说是上帝为了惩罚人类的性乱而使之降临人类的。这些都没有根据。

现在大家都已认为,艾滋病起源于非洲,后由移民带入美国。1959年,一个从刚果森林中走出来的非洲土人,被邀请参与一项和血液传染病有关的研究。他的血液样本经化验后,便被予以冷藏,就此尘封数十年。万万没有想到的是数十年后,这血液样本竟然成为解开艾滋病起源的重要线索。

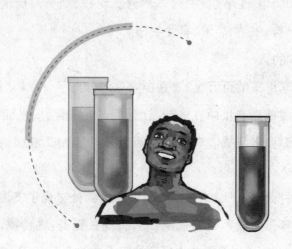

 六、 妇幼疾病

 1. 像雨像雾又像风的妇科病

影子部队的故事

《影子部队》是 1957 年西班牙著名的影片名字。制片人在序幕中说了一句话："男人是一支光辉灿烂的战斗部队,女人呢,不过是影子部队而已。"

但是,影片中四个主要男人,由于社会的不公正,实际都靠女人养活。此片强烈地表现了民众的痛苦、坚定、真挚的爱情和责任心,非常感人。特别是女人们,她们含辛茹苦,任劳任怨,默默无闻地,像是男人的影子般地"战斗"着,真是感人心扉。

其中有一位一生不得志的喜剧演员,在临终前表演了一段真挚的台词,使周围的人发出第一次,也是最后一次的热烈掌声,演员含笑去世。

男人来自火星,女人来自金星

美国作家约翰·格雷在畅销作品《男人来自火星,女人来自金星》中描述,男人和女人,不论是在生理上,还是在心理上;不论是在情感上,都是大不相同的。作者用 7 年时间,咨询和调查了 2 万多人,写成此书。1992 年问世以来,销量已超过 1.4 亿册,它让千百万人走出情感的困境。

男人和女人最大的差别之一,就是对待压力的方式不同;男人意志高度集中,变得沉默寡言,而女人的情绪紧张,容易情绪化。此时,要求双方沟通,坦诚相见,彼此尊重。

女人的情感犹如波浪,转向波峰,或是波谷? 还是风平浪静? 本章是从生理和医学的角度来描述为什么女性会形成这样的特性,这些都是由于女性生殖系统的特殊性所决定的。

走进群山之中

从生理角度来分析,女性的情绪易变,有其根深蒂固的原因;又是排卵期,又是月经期,又是生育期,又是更年期,像是走进群山之中,起伏不定,永远是坎坷。这些生理上的现象,正好反映着生理上的波动。

为什么女性的寿命比较长

或许是由于生儿育女的需要,或是老天爷对女性贡献的奖赏? 但在科学上有不少可以说得清的理由。

(1)美国的《蛋白质组研究杂志》发表西班牙和意大利科学家的文章指出:女性爱食用低热量的食物,吃得少,喜吃素。不像男性爱吃大鱼大肉,喝酒抽烟,时常狼吞虎咽。女性体内合成蛋白质的能力比较强。

(2)遗传上,女性染色体为 XX,男性为 XY。人体内有一个修补 DNA 的基因,仅与 X 染色体有关,所以女性就多了一个修补基因。有些人体细胞代谢酶定位在 X 染色体上,这种酶有助于加快细胞的新陈代谢,保持机体活力。

(3)雌性激素有利于提高人体的免疫力,因此女性的抗感染和抗病毒能力大于男性。雌性激素也有利于胆固醇和脂蛋白的代谢。

(4)大多女性性格开朗、感性,激动、好哭,容易释放思想压力。

(5)男主外,女主内,避免高强度和危险工作。

(6)不良生活习惯少,生物钟不紊乱。

(7)女性一生中30多年有月经,每月定期失血,所以女性的造血功能一般高于男性,生命的活力大。

妇科疾病是发生在女性生殖系统,包括外阴、阴道、子宫、输卵管、卵巢及乳房,其功能性或实质性疾病,尤其是非妊娠状态下发生的疾病。

内分泌系统

90％以上的女性,都有过内分泌失调的状况,例如脸上长斑,白带异常,月经不调等。内分泌失调尚有以下的症状:

(1)肌肤恶化,黄斑,色斑;

(2)脾气急躁;

(3)易得妇科疾病,如子宫内膜异位,月经量不规则,痛经,月经不调;

(4)肥胖;

(5)不孕;

(6)乳房胀痛,乳腺增生;

(7)体毛增多;

(8)白发,早衰。

内分泌失调就是女性激素紊乱,通过血液检查可知。

性激素水平受下丘脑、垂体和卵巢的影响。下丘脑是“最高司令部”,它释放一部分激素(如产生性腺素释放激素),对垂体发生指令。垂体也会发出信号,调节下级腺体,卵巢就会分泌促卵泡激素和黄体生成素,在哺乳期还会产生催乳素。

内分泌失调要检查下列激素:

黄体生成素(LH)和促卵泡素(FSH)——促进卵泡发育和排卵,过高可能停经或不孕症。

催乳素(PRL)——过高,可能脑垂体肿瘤和甲状腺分泌低下。

黄体脂酮素(PROG)——过低,表明垂体和卵巢功能低下,无月经或排卵,妊娠异常。

雌激素（E2）——过高，可能卵巢瘤或妊娠。偏低，可能发育不良，脑下腺低能症或卵巢衰竭引起。

子宫

世界上有两座门，一座门是从里面出来后就再也进不去，另一座门是进去了以后就再也出不来了，第一座门是子宫，第二座门是坟墓。子宫被称为胎儿的宫殿，生命的摇篮，月经的故乡。

子宫是妇女最重要的生殖器官，呈倒梨状。下端的宫颈是炎症和癌肿的多发部位。子宫内膜，即黏膜，由上皮和结缔组织固有膜组成。内膜的浅表的功能膜，在月经周期中，可能剥脱，但基底层不可剥脱。

妇女要像保护宫殿般地保护子宫，除非危及生命，不可滥用子宫切除术。子宫不单纯是生育器官，更重要的是女人的标志；切除了子宫，使盆地松弛，易便秘，尿潴留，失去性高潮，走路响声，造成家庭不和等现象。

据统计，因子宫患病而住院的患者中，竟占妇科疾病住院患者总数的 1/3 左右。

伤害子宫的 10 大弊端有：

(1)剖宫产；

(2)反复人工流产；

(3)滥打催产素；

(4)怀孕次数太多；

(5)人工流产和服用不科学的堕胎药；

(6)忽视产前定期检查；

(7)难产；

(8)过劳引起的子宫脱垂；

(9)怀孕期性行为；

(10)不洁性生活。

卵巢

卵巢是展示女性魅力的重要生殖器官，它是女性分泌雌孕激素的唯一器官。如果没有了卵巢,30岁左右的女性在短期迅速出现严重的内分泌紊乱,情绪不定,莫名心烦,疲乏无力,心慌,胸闷,失眠,多梦等症状,二三年后可以变得像50岁的老太太,皮肤粗糙,满脸皱纹,黄褐斑,记忆力和功能减退等现象。

卵巢紧靠输卵管开口,性成熟后含有大量未成熟的滤泡,卵子就在滤泡之中发育。成熟后按照月经周期释放,即排卵。

卵巢会分泌黄体素与雌性激素,浓度随情况而变。卵巢滤泡是分泌雌性激素的场所。

卵巢在腹腔内,左右各一,灰红色,质较韧硬,呈扁平椭圆形,表面凸隆。通常女性在35岁以后,卵巢功能呈明显下降趋势,一般在45岁左右丧失卵巢功能。卵巢早衰不仅使女性丧失生育能力,更重要的是让女性过早失去正常分泌激素的能力,出现绝经期综合征的症状。

子宫颈

子宫颈突出于阴道内,内含有腺体,可分泌一种黏液,即宫颈黏液。这种黏液的性状和量的多少,与子宫内膜一样,受卵巢功能影响,并呈明显周期性变化。在排卵期,在雌性激素作用下,宫颈黏液稀薄,有利于精子通过,与此同时,精子还能在子宫颈黏液中摄取养分,增加其活力,促进精子与卵子结合。而排卵后,在孕激素作用下,宫颈黏液减少而黏稠,并可在子宫颈管内形成黏液栓,使宫颈与外界分开,产生保护作用,同时,不利于精子通过子宫颈进入子宫中。子宫颈是妇女避孕时放置节育环的地方。

2. 常见的妇科疾病

(1)子宫肌瘤:被称为妇科第一瘤,是常见良性肿瘤,多发生在35~50岁。35岁以上妇女约为20%发生率。多数肌瘤小,无症状,而未能发现。只要没有引起癌变,对健康无多大碍。41%的流产与子宫肌瘤有关,大多数子宫肌瘤无须手术。

子宫肌瘤的生长,与雌性激素过度刺激有关,因此滥用激素类美容品要当心子宫肌瘤。

(2)子宫内膜炎:是子宫的内膜发生炎症,大约2成女性会得此病,常是不孕和多发性流产的原因;是由于精子在子宫内死亡;或由于精子进入输卵管的数量大大减少;或由于受精卵着床不稳固。妇女若有月经不调,长期腰痛,下腹坠胀,经期延长,痛经等症状,就要警惕子宫内膜炎。子宫内膜炎就像是戴在子宫里的"紧箍咒",让妇女怀孕成为难事。

(3)子宫颈炎和子宫颈糜烂:子宫颈炎是女性常见病,引起此病的原因是由于已婚妇女性生活的机械刺激、病原体感染和冲洗阴道的化学物质刺激所引起。

子宫颈炎并不是子宫颈真的糜烂了,而是在平滑的子宫颈中央,发现了外观看起来似糜烂的柱状表皮时的形容词。若发现有子宫颈糜烂时,在子宫颈涂片检查时,要排除子宫颈炎的可能,以用抗生素治疗子宫颈炎。

子宫颈糜烂的治疗方法,可用激光、冷冻、电烧灼等手术,如果子宫内有胎儿,可采取局部上药的治疗方法。

(4)外阴炎和阴道炎:外阴炎是指外阴皮肤肿胀、充血、糜烂、瘙痒、烧灼感、疼痛、苔藓化等症状。

外阴炎症的原因是:阴道分泌物过多,尿瘘患者的尿液和糖尿病患者的尿糖浸润、外阴皮肤不洁、霉菌性感染、滴虫感染、化纤内裤不通气、厌氧菌大量繁殖等所致。

女婴要注意阴部的清洁卫生,特别是冬季捂得过严时要特别注意。

阴道炎是指阴道黏膜及黏膜下结缔组织的炎症。正常健康妇女的阴道,对病原体的入侵有自然防御能力。幼女及绝经后妇女,由于雌性激素缺乏、阴道上皮菲薄、细胞内糖原含量减少、阴道pH高达7左右,使阴道抵抗力低下等,较易感染阴道炎,也可能因不正确的清洗方式造成。

阴道炎可分为以下几种类型:霉菌性、滴虫性、念珠菌性、老年性、非特异性。

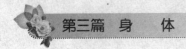

临床上以白带的性状发生变化及外阴瘙痒灼痛为特点。感染累及尿道时，有尿痛、尿急等症状。

(5)月经不调：引起月经不调的原因有二大类：

一类是神经内分泌功能失调引起。这是由于月经是卵巢分泌的激素刺激子宫内膜后形成的。卵巢分泌激素，又受脑下垂体和下丘脑释放的激素控制；所以无论是卵巢、脑垂体，还是下丘脑的功能发生异常，都会影响到月经。

二类是器质病变或药物等引起。包括生殖器官局部炎症、肿瘤及发育异常、营养不良、其他内分泌功能失调等。

月经失调多见于青春期的青年和围绝经期的妇女。

月经不调可导致各种妇科疾病，如子宫肌瘤、卵巢囊肿、乳腺瘤、黄褐斑、容颜早衰等。

有一则关于月经失调的"婚姻疗法"，甚为有趣，证明男性的气味对妇女的月经有帮助。方法采用棉花吸附男性腋下分泌物，用此棉花擦抹女性嘴唇；这证明生理和心理对内分泌有关系。

(6)附件炎症：女性内生殖器官中，输卵管、卵巢被称为子宫附件。附件炎是指输卵管和卵巢的炎症。但输卵管、卵巢炎常常合并有宫旁结缔组织炎、盆腔腹膜炎，且在诊断时也不易区分，这样，盆腔腹膜炎、宫旁结缔组织炎，就也被划入附件炎范围了。在盆腔器官炎症中，以输卵管炎最常见，由于解剖部位相互邻近的关系，往往输卵管炎、卵巢炎、盆腔腹膜炎同时并存且相互影响。

慢性输卵管炎、盆腔腹膜炎多由患急性输卵管卵巢炎、盆腔腹膜炎时治疗不彻底或未予重视治疗所致。慢性炎症反复发作，迁延日久，使盆腔充血，结缔组织纤维化，盆腔器官相互粘连。患者下腹部坠胀疼痛是最常见的症状，并且往往在经期或劳累后加重，同时白带增多，月经量有可能增多，腰骶酸痛，部分患者还可有性交痛。

附件炎有急、慢性之分。在生活上，注意劳逸结合、增加营养、锻炼身体,以增强整体抵抗力。单纯输抗生素效果不佳,应该配合抗炎和消粘连的药物(例如肌肉注射糜蛋白酶、甚至应用激素)。

(7)盆腔炎症:盆腔炎是女性生殖器官及其周围结缔组织和盆腔腹膜,受细胞侵袭发生炎症的统称。根据发病部位的不同,有宫体炎、附件炎(输卵管、卵巢炎)、盆腔结缔组织炎及盆腔腹膜炎等。可分急性及慢性两种。慢性盆腔炎在妇科较常见,多为急性盆腔炎治疗不彻底所致。有时可无急性盆腔炎史。当机体抵抗力降低时,慢性盆腔炎患者可有急性发作。

盆腔炎也可能患阑尾炎、腹膜炎时,由于它们与内生殖器官毗邻,炎症可以通过直接蔓延,引起盆腔炎症。

由于盆腔炎致病因素复杂多样,症状多且往往数个器官同时发作,所以不应单一治疗,而应该针对病情的不同进行综合判断来治疗。另外,女性在日常生活中应注意保持阴部的清洁干燥,勤换内裤,不穿紧身、化纤质地内裤。急性盆腔炎患者可卧床休息或取半卧位,这样有利于炎症局限化和分泌物的排出。

主要引起盆腔炎的病原体为:葡萄球菌、大肠杆菌、厌氧菌、性传播的病原体。引起急性盆腔炎的主要病因是产后或流产感染、宫腔内手术操作术后感染、经期卫生不良等。

盆腔炎,现在诊断起来有一些混乱,有一些盆腔炎实际上不是盆腔炎,经常会有一些慢性的盆腔炎的诊断实际上是误诊,所以盆腔炎的治疗更倾向于对于急性盆腔炎的治疗,急性盆腔炎也应该积极地寻找病原,比如根据分泌物去找,是细菌的感染,还是链球菌的感染,还有衣原的感染,这两种特定的感染治疗是不一样的。

(8)妇女更年期综合征:更年期是退行性改变时期。女性更年期是指月经完全停止前当月,至绝经后若干年的一段时间(个别人可能达 10 年之久)。多在 45~55 岁之间。此时期卵巢功能开始衰退,雌性激素水平下降,较强的外因,和雌性激素水平的变化,共同起作用,超过了机体和自主神经

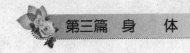

能承受的程度,有些人会出现一些生理症状。

除了生殖、内分泌神经系统的变化外,此阶段机体的适应调节能力也减退,抵抗力也随之下降,女性很多人不适应,会出现一些更年期反应。

更年期常见症状有:脸颊潮红,出汗,心慌,脑神经功能失调,表现为疲乏,注意力不集中,抑郁,紧张,情绪不稳,易激动,失眠,多疑,头晕,耳鸣等。症状的形成与本人的个性、体质、社会地位、情绪性格和心理平衡状态有关。更年期是人类金色的秋天,应享受人生,再创生命的辉煌。

(9)妇科癌症:被称为妇科三大癌症的是子宫颈癌、子宫体癌和卵巢癌。卵巢癌致死者,占各类癌症的首位。其他癌症还有:乳腺癌、外阴癌、绒癌等。

卵巢癌

是最危险的妇科癌症。发病年龄无明确的界限,十二三岁至七八十岁都有发生。可由良性恶变引发。卵巢癌具有很大的隐蔽性,不易发觉,危害极大,死亡率较高。一旦确诊,应建议积极手术治疗。早期无明显症状,一旦发现有腹胀及腹部包块,多为癌症晚期。

预防措施:建议定期做妇科检查,如 B 超,可早期发现癌症。

宫颈癌

高发年龄在 40～50 岁,癌变发生在宫颈上,容易被发现,瘤子破裂时会发现不规则出血。要尽早发现,及时治疗。

子宫体癌（子宫内膜癌）

高发年龄在 50～60 岁。身材肥胖、高血压、糖尿病、长期月经不调、多囊卵巢综合征患者易得子宫体癌。如果绝经一段时间后,突然出现出血症状,要进行诊断性刮宫,以判断是否出现癌变。

乳腺癌

发病率仅次于子宫癌。起始于乳腺增生,逐渐发展为囊性增生,最后是癌变。早期乳腺癌可以治愈,要早发现,早治疗。

外阴癌

外阴癌主要发生于老年妇女,平均发病年龄 60～70 岁。其主要症状是外阴部有结节和肿块,伴有疼痛或搔痒,溃疡经久不愈,晚期有脓血性分泌物。

绒癌

绝大多数的绒癌与妊娠有关,是一种高度危险的恶性肿瘤。

有 6 种妇科疾病容易发生癌变:宫颈糜烂,子宫肌瘤,子宫内膜增殖症,葡萄胎,乳腺增生症,外阴色素痣。要定期检查,防患于未然。

养成良好的生活习惯:

(1)不要长期使用阴部护垫,使透气不良而导致感染。

(2)长时间坐着不动,使血液循环不畅,使阴部的血液循环受阻。

(3)盲目使用阴道洗液,对阴道内部环境造成破坏,反而增加阴道炎的发生。阴道有自洁作用机制,不必过分清洁。白带异味,不能靠阴道冲洗去掉。

(4)月经期间切忌盆浴。

(5)不要用碱性洗液(例如沐浴露),要使用合格的卫生用品,如卫生巾、肥皂、洗液等。

(6)不要将肛门部位的水带入阴道。

(7)定期检查,及早发现生殖系统的炎症、肿块和其他异常情况。

(8)对女性青少年,要有性知识的教育,特别是生理期间的保健知识。

(9)不要做不适合当时身体情况的运动和劳动。

(10)要洁身自爱。

要做个聪明的女人,长得漂亮还要生活得漂亮。一颗充满爱的心灵,足以让你活得精彩。

3. 关心婴幼儿成长

婴幼儿的年龄分期

围产儿——围产期是指怀孕 28 周至产后 7 天这段时期。胎儿进入围产期称为围产儿。

新生儿——出生到 28 天为止。

早产儿——胎龄不足 37 周而出生的。

足产儿——满 37 周而出生的,其标准为:

体重:2500～4000 克

身长:47～53 厘米

头围:33～34 厘米

胸围:约 32 厘米

坐高:约 33 厘米

呼吸:每分钟 40～60 次

心率:每分钟 140 次左右

婴儿(乳儿)——出生到满 1 周岁前。

幼儿——1～3 周岁。

幼童(学龄前期)——3 周岁以后到六七岁入小学前,相当于幼儿园

阶段。

预防接种

出生满 24 小时后——卡介苗(第一剂)。

出生满 3～5 天——B 型肝炎疫苗(第一剂)。

出生 1 个月——B 型肝炎疫苗(第二剂)。

出生 2 个月——白喉、百日咳、破伤风疫苗(第一剂);

小儿麻痹口服疫苗(第一剂)。

出生满 4 个月——白喉、百日咳、破伤风疫苗(第二剂);

小儿麻痹口服疫苗(第二剂)。

出生满 6 个月——白喉、百日咳、破伤风疫苗(第三剂);

小儿麻痹口服疫苗(第三剂);

B 型肝炎疫苗(第三剂)。

出生满 9 个月——麻疹疫苗(第一剂)。

出生满 1 年 3 个月——麻疹、腮腺炎、德国麻疹疫苗(第一剂);

日本脑炎疫苗(第一剂);

日本脑炎疫苗(隔 2 周第二剂)。

出生满 1 年 6 个月——白喉、百日咳、破伤风疫苗(追加);

小儿麻痹口服疫苗(追加)。

出生满 2 年 3 个月——日本脑炎疫苗(第三剂)。

 ## 4. 育儿谚语

若要小儿安,常须三分饥和寒

世俗育儿常过分强调暖衣、饱食的流弊。不要太饱太暖,也不是说不要吃饱和穿暖。

孩子的体温调节中枢,要比大人的灵敏,所以孩子穿衣服,不要超过大人的;特别是爷爷奶奶辈的老人,由于自己体弱多病、怕冷,所以也以为不要冻着孩子。很多孩子感冒发烧,都是由于穿得太多,导致出汗受凉所致。

吃饱了的胃,就像一个橡皮球似的,不容易引起收缩,使食物滞留在胃内,很难进入小肠消化,影响孩子的食欲。要保持孩子食欲好,吃得香,就要控制食量,使胃处于有弹性状态。

春捂秋冻,不生杂病

春天的气温好比孩儿脸,寒流涌动,要随天气变化而加减衣服。秋天气温变化正相反,气温逐渐下降,昼夜温差大。立秋后,不要气温稍有下降,就添衣加裤,以免诱发感冒、气管炎等病症。

但是,春捂秋冻要分人而行,不能一概而论。

——月里婴儿娘引坏

意思是学坏最易,改过最难。又云:"三岁学,不如一岁择师。""言教不如身教。"

谚语曰:"月里娃娃不可耸。"(指抱着不时地抖动)婴儿呵护无止,一哭就抱,养成臭毛病。

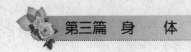

——怀孕就要补，生个小老虎：这是中国的民间谚语，很多老人赞成孕妇要多吃，吃好的。好的是指：鸡和蛋、排骨、鲫鱼等荤菜。现代专家提出，孕期不同阶段的饮食，要有所侧重。

——一视二听三抬头

正常宝宝心智发育的水平，大致应该是：一视、二听、三抬头、四握、五抓、六翻身、七坐、八爬、九扶站、十捏、周岁独站稳。假如宝宝发育滞后两三个月，父母也不必过分担心。

家长可以主动地训练宝宝的功能进展。

——儿童不玩耍，聪明也变傻

游戏是幼儿的正当权利，儿童以游戏为生命。

英国谚语谓："只学习，不玩耍，聪明也变傻。"大部分儿童进入 4 岁之后，就开始学习了。学龄前儿童，主要是游戏，其次才是学习，不能颠倒过来。许多家长，以孩子认识多少字，或会说多少英语为荣，孩子成了小大人。

——娇生惯养，没有好儿郎

小时懒，大时贫。买尽天下物，难买子孙贤。被娇纵惯了的孩子，长大了也自私。

谚语："树杈不修要长歪，子女不教难成材。""染坊里拿不出白布来，远路无轻载。"

——三冬三夏，铁打娃娃

三岁以前，小儿生长发育十分重要，只有让孩子安全健壮地度过三冬三夏，才能使孩子以后更加茁壮成长。满三岁的孩子，呼吸系统发育比较完全，不容易得包括肺炎在内的上呼吸道感染。

——三岁看大，七岁看老

相似的谚语还有："从小看看，到老一半"，"三岁定八十"。

孩子的个性属雏形，但是它对以后心理发展起基本作用。这句谚语是人们对自身成长的观察经验总结。

从这里可以看到幼教的作用是多么重要。

——太阳不照临,医生常进门

阳光雨露,大自然的恩泽,婴幼儿离不开阳光的照耀。阳光对骨骼的成长和发育很重要,特别是生活在北方寒冷的冬天,尤其要注意阳光的照临。

——受教于孩子

有过育儿经验的大人,常常感叹,本来是教育孩子,到头来,反被孩子教育。婴幼儿的发育成长,以及心理和行为,都有自己的规则,大人自以为是的方式方法,不适合婴幼儿的生理需要。例如吃饭时不给喝水,怕冲淡胃液,影响消化,结果适得其反。孩子不管大人的那一套,"我行我素",迫使大人改正错误。

 5. 儿科常见疾病

(1)发热:不要一发热就服退烧药,或打退烧针,要弄清发热的原因。轻易退烧常会掩盖病情,削弱儿童抗病能力,因为发热是机体提高抗病的能力。

发热时要减少穿衣盖被,多喝开水,保持室内空气流通。用温水洗浴,或睡冰枕。

若是感冒发热,就不要惊慌,体温在38.5℃以下,就不必送医院,因为此时,身体的抵抗力下降,以免在途中或在医院内使感冒加重。要观察其他体征,若有疑问,根据具体情况,采取用何种方式送医院(如急诊、普通门诊、常规检测等。)

(2)腹泻:轻微腹泻不一定是坏事,对人体也有保护作用。

婴儿喂养不当,容易引起腹泻。腹泻时不要禁食,可以添加含盐分的米汤、新鲜蔬菜、水果等。

要及时发现婴幼儿是否由于腹泻而脱水症状,及时送医院,不要滥用抗生素。

(3)便秘:三四个月婴儿,添加辅食后,容易便秘。此时可以增加一些蔬菜汁、米汤、菜泥等,要保持足够饮水。在成长过程中,婴儿大便次数是慢慢减少的。

(4)咳嗽:咳嗽一般伴随着上呼吸道感染而发生。不要盲目镇咳,咳嗽是对人体的一种保护反射,起着清洁呼吸道、保持呼吸通畅的作用。

(5)疼痛:由于婴幼儿说不清楚疼痛的现象,所以不要乱服止痛药,要查明疼痛原因。

(6)肥胖:大部分儿童,去除遗传因素,一般都属于过度营养和不良生活习惯因素造成的脂肪过度堆积,称为单纯性肥胖。

过度营养由于进食甜食、油腻、饮料,活动少所致。

在孩子处于生长发育的关键时期,大人的减肥方法不适合孩子。要提倡平衡膳食和健康生活,改变不良饮食习惯。

去医院门诊

凡是有以下情况者,要去医院门诊检查:

(1)行为异常,如目光呆滞、反应缓慢、过度睡眠、难以入睡、持续啼哭、吵闹不止。

(2)疼痛、烦躁易怒、不听安慰。

(3)呼吸憋气。

(4)四肢柔软无力。

(5)脸色发青或发白,表示呼吸或循环系统有毛病。皮肤发黄,表示黄胆或肝脏有毛病。

(6)持续发热不退。

(7)大小便不正常。

(8)不明的感染。

(9)症状明显的部位,如外伤口,流鼻血,眼睛肿胀,腹痛,疝气。

去医院急诊

有以下征兆,应该去医院急诊:

(1)38.5℃以上(婴儿);39℃以上(幼儿),同时伴有呻吟、昏睡或极度不安。

(2)呼吸困难(喘息、呼吸急促或非常缓慢)。要分清是否咽喉炎、鼻窦炎、过敏反应、哮喘、气管异物等原因。

(3)呕吐绿色物,表明由于胆汁分泌,造成肠内消化异常。

(4)惊厥。大部分是由于体温快速升高引起,使孩子四肢扭动,紧咬牙关,甚至昏迷。罕见情况是癫痫和脑膜炎引发。

(5)脱水。婴幼儿在发热、呕吐或腹泻情况后,容易脱水。如果患儿拒绝喝水,就要上医院。

(6)尿中或便中带血,要到医院查明原因。

婴儿喂养

(1)主食和副食

婴儿喂养首推母奶喂养,8～10个月后可以断奶,断奶要有一个渐进阶段。如果母奶不足,添加配方奶。婴幼儿添加辅助食品要循序渐进。在泥糊状食物阶段,80%～90%的婴幼儿没有接受正确的食物喂养,设有经历"磨牙食品"和"握吃"等相关动作练习。在换奶期阶段,缺乏配方奶和配方粉喂养。在固体食物阶段,要强调自然食物,均衡膳食。

添加辅食的顺序:

4～6个月:米粉糊,麦粉糊,稀粥,蛋黄,鱼泥,豆腐,菜泥,水果。

7～9个月:粥、烂面、饼干、面包、烤馒头片、鱼、全蛋、肝泥、肉末、水果泥、菜泥。

10～12个月:厚粥、烂饭、面条、馒头、鱼、碎肉、豆制品、全蛋、水果、碎菜。

谷类食物包括米、面、杂粮等。谷类食物中,除了碳水化合物以外,还含有7%～10%的蛋白质和维生素 B_1。

婴幼儿的食物要多样化,注意量的比例。婴幼儿的营养缺乏和营养过剩同样是营养不良。

(2)儿童饮食误区

零食喧宾夺主。

饮料当水喝。

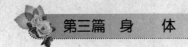

认为孩子不爱吃肉。其实孩子不爱吃硬肉，爱吃鲜嫩的肉，如：鱼肉、肥肉、虾仁、鳝鱼、鱼丸等。

把洋快餐作为奖励。

豆类不能算作蔬菜，因为它不符合蔬菜的特点。

早餐不能缺少谷类食物。

第四篇 环　　境

本篇主题

空气、水和食物是人体赖以生存的外部环境。

身体四周充满了不安定的危险因素,例如:致病微生物、毒物、身体免疫系统自身的缺陷。

人类能够战胜疾病吗?

一 我们赖以生存的空气

鱼儿离不开水,人离不开空气。呼吸系统在人体各种系统中与外界环境接触最频繁,接触面积最大。

成年人在静息状态下,每日有 12000L 气体进出呼吸道,在 3 亿～7.5 亿肺泡(总面积约为 100 平方米)与肺循环的毛细管进行气体交换,从外界环境吸取氧,并将二氧化碳排出体外。空气中的各种有害物质可通过呼吸进入肺部(粉尘、各种微生物、过敏原质、有害气体等)。

城市大气环境的好坏直接关系到市民的生活质量,所以发布空气质量预报是公众生活的一件大事。预报的内容包括空气污染指数,首要污染物和环境空气质量等级。

计入大气污染指数的污染物项目不尽相同,目前规定,必须依据的污染物有三项:二氧化硫(SO_2)、二氧化氮(NO_2)、可吸入颗粒物(IP)。此外,还有

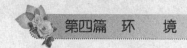

一些可供参考的污染物,如一氧化碳、臭氧、挥发性有机物等。

城市中最普遍存在的污染物是二氧化硫,主要来源于火力发电厂和其他行业的工业生产的锅炉尾气,有色金属的冶炼、钢铁、化工、硫黄等的生产,小型取暖锅炉和民用煤炉的排放等。二氧化硫容易氧化成三氧化硫,与水汽接触形成硫酸雾,其刺激作用比二氧化硫强 10 倍。二氧化硫和三氧化硫吸入呼吸道,可以加重已有的呼吸系统疾病,产生一系列症状,如气喘、气促、咳嗽等。对哮喘病、心血管病、慢性支气管炎及肺气肿患者,以及儿童和老年人,其危害作用会更强。

二氧化氮在大气中普遍存在,除自然的来源外,人为的来源于燃料的燃烧,城市的汽车尾气,船舶和飞机尾气及工业生产过程所产生的废气。吸入二氧化氮可对肺组织产生强烈的刺激作用和腐蚀作用,从而引起肺水肿。呼吸系统有问题的人,如哮喘病患者,较易受二氧化氮的影响。对于儿童来说,二氧化氮可能会造成肺部发育障碍。

颗粒物是烟尘、粉尘的总称。天然的来源如风沙尘土、火山爆发、森林火灾等造成的颗粒物,人为的来源如工业活动、建筑工程、垃圾焚烧以及车辆废气等。由于颗粒物可以附着有毒金属、致癌物质和致病菌等,因此其危害更大。空气中的颗粒物可分为降尘、总悬浮颗粒和可吸入颗粒等。

1. 你知道 PM2.5 吗

关于 PM2.5 空气颗粒污染物的问题

这是目前国内最受关注的空气质量问题,所以要重点的讨论这个问题。

PM2.5 是指大气中直径小于或等于 2.5 微米的颗粒物,也称为可入肺颗粒物。

PM 是英文 Particulate(颗粒物)的简称。

虽然 PM2.5 微米颗粒物只是大气成分中含量很少的组分,但它对空气质量和能见度有很大影响。与较粗大的大气颗粒物相比,PM2.5 微米颗粒

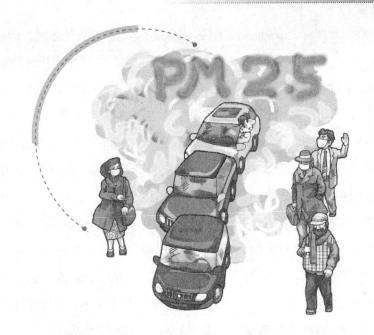

的粒径小,却含有大量的有毒、有害物质,而且在大气中的停留时间长,输送距离远,因此对人体健康和大气环境质量的影响更大。

PM2.5 至 PM10 微米的粗颗粒物主要来自道路扬尘等。PM2.5 微米以下的细颗粒物则主要来自化工石油燃料,如煤、石油、天然气的燃烧残余物和机动车尾气等,挥发性有机物如农药、化肥、化学工业产品等,它们的危害比沙尘暴更大。

PM10 微米以上的颗粒物,会被挡在人的鼻子外面。

PM2.5～PM10 微米之间的颗粒物能进入上呼吸道后直接进入支气管,干扰肺部的气体交换,引发包括哮喘、支气管炎和心血管病等方面的疾病。

这些颗粒还可以通过支气管和肺泡进入血液,其中有害气体、重金属等溶解在血液中,对人体健康的伤害更厉害。

PM2.5 微米颗粒还可以成为病毒和细菌的载体,为呼吸道传染病的传播推波助澜。

根据人造卫星的观察和测定,地球上被 PM2.5 微米颗粒污染最严重的地方,包括北非和中国的中东部地区,尤以中国发达的沿海地区为最。

按照世界卫生的标准,加入 PM2.5 微米颗粒的检测后,中国空气质量达标的城市,从现在的 80%,下降到 20%。这可能是中国的环境部门迟迟未能下决心将 PM2.5 微米颗粒纳入空气质量监测体系的原因。

2011 年 11 月 16 日,北京被一片雾霾笼罩。16 时,美国使馆空气监测的 Twitter 账户称,北京空气中的 PM2.5 指数为 356,达到"有毒害"的程度,而北京当天的空气污染指数为 128,仅为"轻微污染"。

由此而引发了关于公众呼吁将 PM2.5 纳入空气质量监测的热议。环保部门发表的三次征求意见中表明,不仅提出将 PM2.5、臭氧(8 小时浓度)纳入常规空气质量评价,并收紧了 PM10、氮氧化物等标准限值。如顺利通过,此标准将于 2016 年 1 月 1 日起在全国执行。中国目前已有成熟的 PM2.5 颗粒监测技术,但在全国范围内立即开展尚有一定的难度。

2. 空气污染指数

我国目前采用的空气污染指数分为五个等级:

一级——空气污染指数<50,优级;例如自然保护区,风景名胜区。

二级——空气污染指数<100,良好;一般商业区,居民区。

三级——空气污染指数<200,轻度污染;健康人群可出现刺激症状,心脏病和呼吸系统病患者应减少体力消耗和户外活动。

四级——空气污染指数<300,中度污染;健康人群普遍出现症状,老年人和心脏病、肺病患者应停留在室内,减少体力活动。

五级——空气污染指数>300,重度污染;健康人也要避免室外活动。

空气质量日报和周期,主要依靠环境空气质量自动监测系统连续不断地定时监测数据,并自动传输到中心控制室,经数据处理和计算后得出当天的空气污染指数,再向社会公布。空气质量自动监测系统包含了自动分析技术、自动控制技术、计算机技术、远程通讯技术等领域的高新技术。一天的预报值是采用上一天中午 12 时到次日 12 时的数据。

改善空气质量:改善空气质量的根本措施是:防治大气污染、控制污染排放。其主要的途经包括:工业合理布局,搞好环境规划;改变能源结构,推广清洁燃料,使用清洁生产工艺,减少污染物排放;强化节能,提高能源利用率,区域集中供暖供热;强化环境监督管理和老污染源的治理,实施总量控制和达标排放;严格控制机动车尾气排放等。

绿化造林是防治大气污染的有效措施。

水不仅仅是解渴

从习惯上来讲,口渴了西方人喝生水,而中国人喝热茶。中国人常常以此嘲笑西方人不文明,而实际上他们更科学。

水不仅仅是解渴,对水的认识,大多数人缺乏科学和理性的思考,容易误入歧途。

饮食是一个常用名词,饮放在食之前,可见饮之重要性。

饮水和人体的微量元素的吸收有关,占人体自重的 0.05% 微量元素是决定人体是否处于健康状态的重要因素之一。人体摄取微量元素的途径取自饮用水和食物,其中饮用水是极为重要的获取途径。世界卫生组织认定,人体必需的矿物质和微量元素,有 5%～20% 是必须从水中获得的,食物中的微量元素不能替代一切。

1. 各式各样的水

有了以上的认识,现在可以来分析一下各式各样的水质,哪些更适合我们饮用。

蒸馏水——虽然除去了重金属离子,但也除去了人体所需要的微量元素,也没有除去低沸点的有机物。

磁化水——磁化过程改变水分子结构,但缺乏科学论证。

矿泉水——许多矿泉水不符合卫生要求,其所含的微量元素的质和量

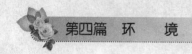

也并不全对每个人有利,人工矿泉水是问题更多。

纯净水(太空水)——其中钙和镁几乎除尽,不宜长期饮用,不然,会影响体内电解质酸碱平衡,影响神经、肌肉和多种酶的活动。

自然水——大多污染严重。

自来水——以天然水作为水源,经过混凝、沉淀、过滤、消毒的工艺处理后,天然水中的微量元素仍基本保持原来含量,如保留了钙、镁、钾、钠、锌、铜、铁、二氧化硅等。自来水在家庭中容易受水龙头的水管铁绣污染呈黄色氧化物,其实没有毒性,但气味难闻。一些经销商乘机推销纯净水。

自来水的水质标准若纯度达到99.8%以上,就是优质自来水,可以放心饮用。

很多矿泉水和纯净水,那不叫饮用水,只能叫饮料,不能作为日常生活中的饮食基本。很多媒体报道:喝纯水长大的孩子,健康堪忧。有些大城市,经过几年的临床检验,发现长期饮用纯水的用户中,许多儿童发生不明原因的乏力、秃发、肌肉哆嗦、眼皮发抖等症状,是由于纯水中缺钾、钙等元素的缘故。

人体血液中的各种元素、微量元素平均值与地壳中的元素的丰度值密切相关。食物中的微量元素因为受到纤维素和植酸的影响,在人体中吸收不到30%,有的还不到10%,而溶于水中的微量元素吸收率高达90%以上,而且由于一天的饮水量要大于食量,所以饮食中元素不足部分,必须靠饮水来补充。

科学研究发现,水中的矿物质除去后,水的结构发生异变,功能也发生异变。从分子生物学、营养学的研究进展来看,水不但起解渴、载体作用,而且直接参与生物物质代谢、能量代谢和疏通信息等作用。

微量元素在人体内不能单独行动,它必须和具有特殊结构的水共存,以离子的形式由水分子带入细胞内,否则,这些微量元素只能徘徊在细胞外面。

在发达国家的城市中,将优质的饮用水和生活用水采用无污染的输送方式,分别用管道分开输送到各家各户。

2. 水是真正的营养物质

水在饮食中最重要,由于水太普遍了,在营养和食疗中没有水的地位。但是对水的争论,方兴未艾,莫衷一是,也是普通老百姓最弄不懂的事。

饮用水有各种各样:自来水、矿泉水、纯净水、蒸馏水、去离子水、太空水、各种瓶装水……但喝什么水才是健康的? 营养学家指出:纯净水不等于是健康水,人体自身就是一架制造纯净水的机器,从喝下去的水,到达细胞内部,能够通过过滤、渗透、消毒等27道关口,并调节各项指标,以适合器官的各项需要。但是,若饮用了超过这套系统处理能力的不洁净水,就会生病。

喝水不仅仅是需要水的分子,而且还要溶解在水中的矿物质,所以喝蒸馏水就没有好处。

各种瓶装水、矿泉水,只能说是一种饮料,就像可口可乐一样,人不能靠饮料生活。人们日常喝的饮用水,只有自来水一种,人们最关心的是自来水的质量标准,是否达到环保要求。还有自来水管的质量,不要由于它而使水形成第二次污染。先进国家的自来水设备,将饮用水和生活水的管道分开,者干脆直接喝自来水。

三 食物和营养

1. 三位一体的食药毒

(1)药食同源:中国自古就有医食同源、药食同源的说法

《黄帝内经》谓:"药以祛之,食以随之","谷肉果菜,食养尽之"。

《神农本草经》中有许多可药可食之物,将其分为上、中、下三品,其中上品药大多为食养之品,基本无毒,而中品药大都有毒,下品药必毒无疑。

以后历代本草学中都包含有作为药物的食物内容。

作者曾出版了两本关于营养和食疗的参考书。

第一本是《食物、药物、毒物——关于营养和食疗的现代认识》。书内强调所有的食物都具有三重功效;第一是营养食物,第二是治病药物,第三是害人毒物。因为食物是维持人体正常新陈代谢的物质;药物是改善人体正常新陈代谢的物质;毒物是破坏人体新陈代谢的物质。决定他们性质的是一系列因素,例如质量、数量、进食方式、场合、饮食之间的相互作用、个人的体质和疾病、饮食与药物治疗、个体特殊需要等。

第二本是《食物的药理和疗效》,书内重点是讲求控制热量和膳食平衡。

(2)食物和药物的区分:随着科学的发展,对食物和药物的定义越来越明确。特别是对药物的概念,更是有了明确的定义。

我国对药物的含意是,用于预防、治疗、诊断人的疾病的物质,包括中药材和中成药在内。

世界卫生组织对药物的含义相似,但没提出是哪类物质,但包括动物药在内。美国药物的定义也包括动物药,但不包括食物。

美国的 FDA(食品、药品管理局)对治疗药物的审批非常严格,必须通过符合生理、药理、毒理、生化、分析、鉴定、制剂、合成、工艺、临床实践等考查才能成为一种治病的药物。美国虽然没有否定各国的传统药物,但迄今为止,尚没有一个中药被 FDA 批准为药物,仅有复方丹参滴丸被批准可上临床,但根据目前复方丹参滴丸的不良反应,很可能不被批准上市。就拿被称为中药之王的人参来说,FDA 只认为人参是一种基本无害的食物,而不是药物,也不是具有疗效的食品。因此,所有各类中药方剂,只能当做类似保健品的物品,放在百货超市中去卖,而不能进入药房。

日本规定的准药品,包括口腔清洁剂、除臭剂、痱子粉、生发油、去毛剂、杀虫剂、皮肤外用药等对人作用温和的药物辅助制剂。

我国有一些地方法规中,有些能调节人体功能作用的物品,也属于药品之列,如袋泡茶、牙膏、沐浴剂等。

药物分为处方药和非处方药,是美、英、欧洲等国的规定,现在中国也按照此法执行。

我国卫生部已公布了两批食药兼用品种的名单,第一批66种,第二批8种。台湾也将45种中药材列为食品,均归属食品管理,并限制其以药品名义销售。

食药兼用的品种在生产经营时,禁止宣传疗效或保健作用,具体内容包括:

(1)禁止宣传"保健食品"、"强壮食品"、"补品"、"营养滋补食品",或其他类似词句。

(2)禁止宣传"返老还童"、"延年益寿"、"白发变黑"、"齿落更生"、"家传秘方"、"宫廷秘方",或其他类似词句。

(3)中医辨证施治各项治疗原则用语。

(4)在食品名称上不能冠以中药名称,暗示疗效和保健作用。

2. 食物宝塔指南

(1)膳食宝塔:20世纪70年代,由美国农业部推荐出来的"食物指南宝塔"图形,成为美国人摄取食物的最佳方案。

宝塔的底层为各类主食,包括面包、麦片、米饭等,表明热量大部分来自碳水化合物,是饮食的基础;第二层是蔬菜和水果,两者平分秋色,这是维生素、矿物质、纤维素的主要来源;第三层是鱼、肉、蛋、奶类,是蛋白质的来源;最顶端是脂肪、油类和甜食,这类食物不占主要地位。

上海营养学会改进了宝塔结构,以适合中国人的饮食习惯,形成"4+1"方案,就是:宝塔底层是粮食、豆类;第二层是蔬菜、水果;第三层是乳品;第四层是肉、鱼、禽、蛋类;再加一类量少,适可而止的调味品,油、盐、糖等作为塔尖。

21世纪来临时,美国哈佛大学给人类带来了一份划时代的健康礼物,就是"哈佛膳食宝塔",宝塔的结构与20世纪70年代初由美国农业部提出的

"农业部膳食宝塔"相比较,其最大的差别在于,把精制米面由后者的塔底放到了塔顶,将全谷物食物和植物油放在塔基。

美国哈佛大学还提出"露卡素"(low-carbs)的营养新概念,意思是低碳水化合物。其完整的表述是:低碳糖,高营养,抗氧化,抗糖化。换句话说就是:

低碳糖:少吃精制米面;

高营养:多吃肉类、鱼类以及天然脂肪;

抗氧化:摄入或增补抗氧化剂,以抗击自由基;

抗糖化:通过减少血糖波动和对胰岛的刺激,减少细胞的糖基化(糖化)。

新的概念——导致慢性病的主要潜在因素是体内过多的自由基和糖。长期高血糖会使细胞,如红细胞中的胶原蛋白粘在一起(即糖化),失去弹性,并产生大量自由基(即氧化)。所以,糖化可导致肌肤衰老和血管病变。

美国明尼苏达大学经济学博士西木先生把中国常见食物分为三类:

露卡素绿灯食品:鱼类、海鲜、海藻、肉类、内脏、蛋类、坚果种子、蔬菜、低糖水果、菌类等;

露卡素黄灯食品:南瓜、萝卜、洋葱、干木耳、干香菇、干紫菜、西瓜、葡萄、苹果、梨、橘子、橙子、杏、桃、李子、猕猴桃、腰果、酸奶、杂粮类、全谷(麦)类、各种干豆、葱粉、蒜粉、咖喱粉等;

露卡素红灯食品:各种糖、所有含糖零食、所有淀粉零食(面包、饼干、薯片)、各种果脯、水果罐头、丸子、香肠、午餐肉、肉松、人造黄油、各种含糖饮料、麻酱、含糖调料、各种糕点、冰淇淋、味精、色素、防腐剂等。

2006 年 5 月,国家发改委会公众营养与发展中心根据我国营养结构的缺陷而着手制订提高米面中的营养成分的标准起草工作。在主食米、面粉中添加人体所需的营养元素,解决传统食品中维生素 A、B_1、叶酸、铁、钙、硒等的缺乏。20 世纪三四十年代起,世界上已有 80 个国家采取了强制性手段生产强化面粉。现在我国已有 74 个企业在生产强化面粉。

(2)碳水化合物：碳水化合物在体内的代谢途径非常复杂,其中最主要的是三羧酸循环,最终分解成二氧化碳和水,放出能量。三羧酸循环不仅是碳水化合物的最终氧化途径,而且也是脂肪、氨基酸最后的氧化途径,同时可提供机体合成代谢的许多中间产物。因此,过去的许多农村人,依靠吃饱粮食、水煮白菜、咸菜过日子,甚至一辈子没吃过肉,也能生活得很正常,就是这个道理。

1970年代倡导的低碳水化合物饮食减肥法,俗称"食肉减肥法",又称"艾特金斯医生饮食法(Dr. Atkins Diet)",曾风靡一时。但英国食物标准局指出,长期不吃淀粉质食物,对健康有害。淀粉质食物应占餐单的1/3量。营养师认为,食肉减肥的效果不能持久。

美国农业部介绍,传统的碳水化合物食物和适度的脂肪摄取,是减轻体重并防止再增肥的最佳方案。只要将每天摄取食物的热量限制在1500卡路里左右,就可达到减肥目的。适当的运动能够将碳水化合物和脂肪消耗掉。

碳水化合物代谢成为葡萄糖,是提供给大脑最重要的能量来源,这是别的营养素所不能替代的。因此,失眠的人,在睡前吃一片面包就能够帮助入睡。糖尿病患者也不能过分地降低碳水化合物的摄入量。

(3)脂肪：脂肪的代谢分为甘油三酯代谢、磷脂的代谢、胆固醇的代谢和血浆脂蛋白代谢。高脂血症是高血压、糖尿病、心血管病等的罪魁祸首,表现为甘油三酯、胆固醇含量升高。

脂肪是高能量的来源,被形容为脂肪燃烧。在冬季进补时人体需要进食含脂肪的食物,用来补充人体在冬季增加的热量消耗。相反,人们在饥饿时,机体的脂肪组织被动用,这是饥饿减肥法的依据。

肌肉细胞是脂肪燃烧的能量最大的消耗者,比皮肤细胞和神经细胞大得多。试想,人体的肌肉运动无时无刻地在进行,大运动量,能够在短时间内燃烧掉大量的能量。

在运动时,肾上腺素和肾上腺皮质素开始与脂肪组织内的解脂酶素合作,把细胞内的甘油三酯分解成脂肪酸,并且催促脂肪酸离开脂肪细胞到肝脏内转化成能量,供应细胞继续燃烧,这时候甲状腺素像风扇似的吹风助火势,加速燃烧,将一波又一波地从皮肤下层、腹腔大小网膜、肌肉间各个脂肪组织涌出的脂肪酸,急忙地进入肝脏被转化成能量。这就是脂肪代谢简单的过程。最后脂肪变成二氧化碳和水。

长期饥饿,碳水化合物供应不足时,脂肪酸被大量动用。但大脑只能利用葡萄糖,而不能利用脂肪酸,因其不能通过血脑屏障,而酮体溶于水,分子小,可以通过血脑屏障,此时脂肪酸被肝脏代谢后产生的酮体增加,但肝脏本身不消耗酮体,通过血液路线转运到大脑或其他组织消耗供能。在正常情况下,血液中酮体含量很少。但在糖尿病严重时,脂肪酸转化成大量酮体,当产生大于消耗时就存在血液中,引起血中酮体量增高,可致中毒,称为酮血症。

(4)蛋白质:在平衡膳食中,少于脂肪。但由于蛋白质食物味道好,人们都贪吃,认为多吃蛋白质食物无妨,以为多余的蛋白质也可以作为热量而消耗掉,这是错误的想法。

蛋白质非常重要,它是构成人体细胞的重要物质,但是吃多了也有害,其理由如下:

第一,各种蛋白质组成的氨基酸是不一样的,假如体内缺少某一种氨基酸,即使其他的氨基酸再多,也合成不了某一种蛋白质。因此,蛋白质要讲求质量。

第二,多余的蛋白质也可作为能量消耗掉,但这是一种浪费。糖类和脂肪完全可以满足人体热能消耗,体内消化蛋白质的过程很复杂,要动用肝、胆、胰肠和几乎一切器官,精细地分解和合成,即氨基的代谢功能。碳水化合物和脂肪在分子结构上只有碳、氢、氧元素,蛋白质多了个氮,就变得很复杂,人们不可不知。

细胞的内、外液中,所有游离氨基酸称为游离氨基酸库,它们可合成自身蛋白质,可氧化分解放出能量,可转化为糖类或脂肪,也可合成其他生物活性物质。合成蛋白质约占氨基酸库的 75％,提供能量约占 10％～15％。其代谢平衡称氮平衡,一般每天排出 5 克氮,相当于 30 克蛋白质。动物蛋白过剩易致癌,给癌症患者增加蛋白质营养时,癌肿似乎长得更快。

代谢残余物引起自体中毒,酸碱失去平衡(酸度过剩),营养缺乏(一部分营养被迫排出),尿酸蓄积,组织里积存嘌呤(造成痛风病)。

蛋白质过多,与肾病、肝病、脑损害、精神异常、骨质疏松、动脉硬化、心脏病、未老先衰等有关系。

贪吃肉类导致体液中矿物质失去平衡,例如造成磷的猛增和钙的锐减,因为肉里的磷超过钙达 20 倍之多。许多人还自以为吃肉可以补钙,特别是对排骨的迷信。

(5)维生素和矿物质:照理,人不会缺乏维生素和矿物质的,因为这是人类生存和大自然和谐相处的结果。例如,由于自然食物中,到处都有维生素 C,人体中合成维生素 C 的机制在进化中就慢慢地退化了;另外,人体中的矿物质分布,基本上和地球的地表元素分布相似。

但由于人类的现代文明,严重干扰了长期进化达成的平衡,这种失衡目前没有改变。

对维生素和矿物质的需求,因个体不同而异,如孕妇、年老多病者、生活失调者……

3. 营养学的新观点

(1)精制食品的缺点:从 1982～2002 年短短 20 年间,我国居民高血压、糖尿病等慢性病的发病率急速攀升。中国突然变成了全球第一"肥胖"国,第一"慢性病"大国。中国居民代谢综合征从较少升为"世界第一"。

过去大家认为,导致慢性病高发的原因很多,例如缺乏锻炼、蔬菜和水果吃得太少、环境恶化等。但大家说得最多的是脂肪和大鱼大肉吃得太多。但现在专家提出一个惊人的发现,精制米面和糖的摄入量过高才是我国居民慢性病高发的真正"祸首"。

我国20世纪70年代前吃粗粮,80年代吃标准粉,90年代吃富强粉,现在吃超级精白粉和精白米。所吃的米面和主食点心等越来越精细,米面中所含的营养成分包括维生素、矿物质和纤维素等荡然无存,只剩下空白热量。20年来,中国居民的大部分营养素摄入量在下降,包括蛋白质(氨基酸)、维生素A、维生素B族、维生素C、钙、铁等,特别是城市居民,营养状况每况愈下。

为什么精白米、面成为真正的"垃圾食品"? 在化学结构上,淀粉也是糖,人食用精制淀粉后的血糖指数会更高。现代内分泌学发现,食用过量精制糖和淀粉会刺激胰岛素大量分泌,引起血糖大幅度波动,使血糖先升后降,并使营养素严重缺乏。血糖大幅度波动(低血糖时)会导致饥饿感进而暴饮暴食,营养素严重缺乏则导致代谢障碍。胰岛素是制造脂肪的引擎,它可以把糖转化为脂肪储存起来。所以,高糖饮食会产生肥胖。相反,食用脂肪不会引起胰岛素分泌和血糖波动,因为脂肪的血糖指数通常为零,所以不会引起暴饮暴食,也不会开启制造脂肪的引擎。

因此,与现在流行的常识相反,高脂饮食不会导致肥胖! 美国人多吃面包少吃肉,结果越吃越胖,而喜欢吃肉的法国人,身材却保持得很苗条。日本人吃米面等主食较少,爱吃"寿司"(一种将紫菜和米饭制成的点心)、鱼类、豆腐,所以较为健康和长寿。

(2)食物相克的说法没有科学根据:关于饮食的配伍和忌宜的说法,流传颇广,这是中医食疗的说法。所有的食物基本上都可以单独食用,但在更多的情况下,常将各种不同食物搭配起来同时食用,这种食物的搭配关系在中国本草学中称为配伍,研究食物的配伍是为了更好地发挥食物的营养和食疗作用。

各种食物互相影响形成的配伍关系,前人将其分为相须,相使,相畏,相杀,相恶,相反等关系。在我国古代文献中,有许多相恶或相反的配伍例子,到现在已成为值得怀疑的问题,因为不好与现代临床相对照。

有些作者收集了过去历史上大量的文献资料编撰成食物相克的专著，流行颇广。最近有些著名的营养专家为了揭开事实真相，做了许多实验。他们挑选了人们常说的四组最易相克的食物——蜂蜜与葱、黄瓜与花生米、红薯与香蕉、糖精与鸡蛋做实验，并没有发现问题。

现代营养和食疗的研究，一切都要以实验事实为依据，不要人云亦云，不要以个别和局部的夸大为整体，不要以老祖宗来吓唬现代人。

(3)破解对食疗的传说和误解：不知道从什么时候起，南瓜、山药、苦瓜、柚子等组成了糖尿病患者的食疗宝库。而且糖尿病患者不敢吃饭，严禁喝粥，视水果和甜食为毒药，中国的糖尿病患者真苦啊！

真实，南瓜和山药主要含淀粉，热量很高，对糖尿病没有特殊帮助。相反，也不能多吃，要将其热量等同粮食扣除。

糖尿病患者什么都能吃，关键是各种食物的量不要引起血糖很大波动。水果可在下午4时左右，即血糖最低的时候适当吃些。糖尿病患者由于服用降糖药物，因此还要防止血糖过低时昏迷。所以糖尿病患者应随身携带巧克力或糖块，以备不时之需。

不正确的食疗，能够"治好了哑巴，变成了瞎子"。由于糖尿病的饮食误区太多，所以说得多些，其他疾病也一样。

(4)低脂饮食防病效果为零：一项由美国政府出资4.14亿美元，涉及4.9万位年龄在50岁至70岁之间的女性受试者，时间长达8年的大型研究得出了一个爆炸性结论：低脂肪饮食防病效果为零。

在受试者中间，那些采用低脂肪饮食结构的女性，在乳腺癌、肠癌、心肌梗死和中风的发生率与正常受试女性相同。事实证明，人们无法通过改变饮食结构来扭转慢性疾病的发生。许多人喜欢将自己患上某种疾病归咎于所吃的东西，而很少去检讨自己大吃大喝以及像吸烟和成天坐着不运动等不良习惯。

纽约市洛克菲勒大学名誉首席主任医师说："这项研究所得出的结论具有革命性。这些结论说明，人们尚未掌握能够改变全美饮食结构，并让美国人吃得更健康所必需的所有信息。"在科学界里,人们常会基于一些没有多少分量的证据,提出一些能够蛊惑人心的说法来,这就是为什么美国政府搞了如此大规模的研究去验证的原因。

研究人员认为,目前能向人们推荐饮食结构仍应按照美国政府以前公布的健康饮食指南,即少吃饱和的和反式的脂肪,多吃五谷杂粮,多吃水果和蔬菜。大多数科学家认为,吃得健康、控制体重和坚持锻炼是一个人保持健康的关键要素。

(5)为胆固醇恢复名誉:20 世纪 70 年代,美国医学机构对马萨诸塞州的弗莱明汉市的大多数居民作了调查,认为胆固醇水平超过 200mg/dl 的人被视为不正常,超过 240mg/dl 的人被列为很可能发作心脏病。因此过去,将降低胆固醇水平认为是预防和治疗心脏病的必需方法,人们一提到高胆固醇就认为它是冠心病、脑血管病、动脉硬化症的代名词,于是转而求其"低"。但近年来国外的实验结果是:人体内胆固醇过低易衰老、易患癌症、抑郁症等疾病。人体缺少胆固醇时,致密性差的细胞就无法作出化学物质的调节反应,神经传递也受到妨碍,因为影响人的情绪,使免疫功能减弱,要得多种疾病。最近研究证明,美国有超过一半的心脏病患者,其胆固醇水平是正常的,可见胆固醇对心脏病的关系不大。

20 世纪 80 年代,研究得知,高密度脂蛋白(HDL)的胆固醇是好的,只有低密度脂蛋白(LDL)胆固醇才是坏的。自此,常规检查其比率应在合格范围之内,而不是单项检查。

老年人不要怕吃胆固醇含量高的鸡蛋,尤其不要害怕吃蛋黄。蛋黄中的卵磷脂是一种强有力的乳化剂,能促使血液中的胆固醇和脂肪颗粒变得极细小,并保持悬浮状态,这样就能阻止胆固醇和脂肪颗粒在血管壁上沉积,防止动脉粥样硬化。

(6)对嗜好品和饮料的认识:中枢神经是控制着一个人的大脑中枢,影响这个中枢系统的药物如烟草、大麻、鸦片、海洛因、古柯叶、咖啡、可可、茶叶和含酒精的液体,其作用于中枢神经的机制非常复杂,它又具有悠久的历史,一直深刻地影响人类社会。

这些影响中枢神经系统的药物大部分已作为毒品明令禁止吸食。仅剩下烟草和酒作为嗜好品被社会接受。咖啡、可可和茶叶成为世界上的三大饮料,进入世界上每个家庭。

人类需要精神药物,是由于身体本能的需要,为了消除厌烦心理和缓解精神和人际关系的紧张以及提高工作效率。

随着科技的进步,人类已积累了对这些嗜好品和饮料的认识。

对吸烟的危害,人们几乎已经达成共识,问题是如何有效地戒烟和禁烟。

对饮酒的认识,据某保险公司的统计结果表明:滴酒不沾,得病多,死得快;少量饮酒,得病少,寿命长;多量喝酒,病更多,死得更快。

著名的营养学家洪昭光教授认为:"酒是一把双刃剑,少量喝酒可预防动脉硬化,升高高密度脂蛋白,延长寿命。"他解释说,科学家发现人喝酒后,随着酒精浓度加大会经历五个阶段:少量喝酒的人(15～30毫升酒精),精神兴奋,语言增多,情绪愉快,表现得像个君子;第二杯酒下肚(40毫升酒精),人开始变成动物了,就像孔雀开屏,喜欢吹嘘,炫耀自己;第三阶段(80毫升酒精),变成狮子,人会变得目中无人,刚愎自用,爱吹嘘而且骄傲,脾气也变大了;第四阶段(120毫升酒精),人就变成猴子,失去自控能力,不该做的事也做了,容易引起酒后误事的种种表现;第五阶段(160～200毫升酒精),就变成蠢猪了,此时人的思维混乱,语无伦次,步履不稳,然后昏睡。黛安娜发生车祸后,司机血液中酒精浓度为280mg/dl。

洪昭光教授忠告说:"喝酒要当君子,最多变孔雀也就行了。"

咖啡、可可和茶,它们三者都含有相同结构的咖啡因、可可碱和茶碱,只不过含量各有不同。咖啡因对中枢兴奋作用较大,茶碱的利尿作用较大,可可碱介于二者之间。按价格来说,全世界在天然商品中,咖啡仅次于石油而占第二位,其经济影响力大大超过茶和可可。

咖啡在群众中的口碑不如茶,主要是由于其对中枢神经作用比较强烈。最严厉的指责是法国小说家巴尔扎克由于大量饮用咖啡而早逝。但学者们认为,巴尔扎克的死还有其他更重要的原因,不能全归罪于咖啡。据统计,1995 年全世界的咖啡消费量达到每天 150 万杯,由于中国的白领阶层也参加到饮咖啡的行列里,现在已远远不止此数。咖啡在数个世纪内已被饮用达数十亿次,没有任何一种处方会有类似的经历。它无明显的副作用,说明其剂量的安全性,至少是每天饮 2～4 杯是比较安全的。假如说咖啡有什么不好的话,应该更多地归罪于咖啡中的糖分和奶品伴侣。所以有些人干脆喝不加糖和奶的苦咖啡。

国外学者研究,认为咖啡能增加人的愉快情绪,减少人与人间的摩擦,加强人际交流。据统计,饮用咖啡者的自杀倾向性较小。

(7)不必太强调食物的酸性和碱性:食物的酸碱性并不是直接由于食物的味觉来决定的,而是根据食物进入人体后所生成的最终代谢物的酸碱性来决定的。例如水果是碱性食物,虽然水果中有许多有机酸成分,在味觉上呈酸性,但这些有机酸在体内经氧化产生二氧化碳和水排出体外,在生理上并不显酸性。另外,水果含有大量的矿物元素,如钾、钠、钙、镁等,在人体内最终代谢为带阳离子的氧化物,呈弱碱性,故水果在生理上属于碱性食物。

产生热量的营养成分,如碳水化合物、脂肪、蛋白质等,在体内的最终代谢产物为二氧化碳,这是挥发性酸性物质。此外,体内还会产生一些非挥发性酸,直接影响到体内的酸碱平衡。如蛋白质产生氨基酸、核酸,磷脂分解产生磷酸,糖代谢的中间产物为乳酸和丙酮酸,脂肪酸在肝内氧化时产生酮体等,这些糖、脂肪、蛋白质称为"成酸物质"。

人体经代谢而产生的碱性物质较少,故经常食用碱性物质是人体碱性物质的主要来源。主要的碱性物质除上述水果外还有蔬菜。现代的饮食结构,人体内酸性来源一般都要超过碱性来源,对人体内部环境造成不利的影响。在酸和碱的矛盾中,酸过多往往成为矛盾的主要方面,这一结论已普遍为营养学家所认可。

但这一观点受到越来越多的质疑。在正常情况下,人体体液呈弱碱性,约为 PH 7.4;由于能量代谢,有时虽然倾向酸性,但碱性的物质立即补充,得以平衡,回复碱性。因此不必太过留意于酸性食物和碱性食物。只是要从营养平衡方面,要注意各类食物量的选择。

认为靠食物就能改变体内酸碱值的说法,是低估了人体生化作用的复杂性。

(8)微量元素摄入过多造成的危害:微量元素的重要性,人们已经听得比较多,但是对于微量元素摄入过多造成的危害就知之甚少。

微量元素贵在微量,并不是多多益善。微量元素之间也要平衡,某种多了,就使另外的少了。例如摄入过多的铁,能引发原发性血色素病,"储存铁"是心脏病的危险因素。铁能增加低密度脂蛋白胆固醇的水平。

动物性的铁在体内的吸收,要比植物性的铁要高。

现在盛行在体内补充锌、铜、铬、钴、硒、氟等元素,若为了某些病理要求,还是可以,但没有将此扩大到正常人。以下例举这些元素过多的危害:

锌过多,会干扰体内铁和铜的利用,导致肠胃炎和锌中毒。

铜过多,导致肝脏损害,引起慢性肝炎。

铬过多,引发消化道肿瘤、肺癌、前列腺癌等。

钴过多,导致红细胞过多、甲状腺肿大、神经性耳聋。

硒过多,引起脱毛、脱甲、皮炎等。

氟过多,可损害牙釉质,形成氟斑牙、引起骨骼改变、关节变形。

就连碘过多,也会发生甲状腺肿大。

有些人对食物很挑剔而缺乏微量元素,进而引起严重的问题。我们可以根据自身健康的需要选择合适的食物来补充这些宝贵的必需微量元素。

(9)"法国悖论"和"美国尴尬":法国人比美国人多吃两三倍的奶油、猪油、牛油、肉类和糖果,但罹患心脏病的概率却不多。法国大量消耗葡萄酒和各式美味点心:吐司、派、布丁、泡芙……,无不甜蜜、油腻得要命。美国人在法国常感觉吃不饱,法国大餐量少、小巧、精致。大部分美国人到餐厅吃饭量大,大多吃光。这就是法国悖论和美国尴尬的来由。

经典的饮食座右铭是:早上吃好、中午吃饱、晚上吃少。然而,法国人早晨喝杯咖啡加片小面包,马马虎虎就打发,中午随便从冰箱中抓些冷食,到了晚上才大吃大喝,还要加上味美的夜宵,和健康饮食正相反。

据分析研究:法国人吃得精而少,葡萄酒中含白藜芦醇,富含维生素和锰、锌、钼、硒,有益健康,法国人饮酒,不贪杯,适可而止。法国人的餐桌上不是食物,而是欢乐。

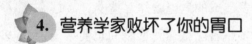

4. 营养学家败坏了你的胃口

人类本来是懂得吃的,由于饮食科学的发展,现代人越来越不懂得怎样去吃。

食品有三性:营养性、享受性、促进健康性。

营养缺乏和营养过剩都不好。但怎样吃才是既健康又享受?

法国悖论:"法国人吃着所有的营养学意义上的不健康食品,却比恪守营养学原则的美国人更加健康。"

"营养主义",使你不再吃食物而成为吃营养。

由于地域不同,各地都有自己的饮食风俗习惯,从祖宗起就代代相传,"一方土地养一方人"。但现代人通过营养学来选择吃什么,而不是什么祖传。

美国人认为,中国的饺子很好吃,有主食又有副食,有荤又有素,营养很全面;只是油似乎多了些。但油水不足的饺子好吃吗? 那是杨白劳过年吃的饺子!

现代营养学的片面性:人们从媒体上累积越来越多的健康饮食数据,人们从熟悉营养学的术语,如饱和脂肪、多酚、胆固醇、转基因食品等类名词。但除了日渐挑剔的胃口和娇贵的身体,他们并没有因此而变得更加健康。许多营养学家的科研成果正在将现代人引入一个"怪圈",现代人反而越发

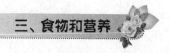

感到困惑。

不能全部相信媒体的随意炒作。

关于深海鱼油中的 ω-3，美国医学研究所称其对人体没有什么帮助，而哈佛大学研究所则认为有助于预防心脏病。

什么叫营养？营养是看不见的东西。许多进食称为"不健康食物"的民族，在很多方面都比美国人更健康。现代营养学成为营销食品的"噱头"，用于推销种种加工食品。

1988 年，由于推销麦片的结果，成了美国人的"吃麦片年"，以后又成了 ω-3 鱼肝油年。传统食物土豆和胡萝卜受到冷遇。

低脂饮食未能使美国人减肥，许多美国人避开"邪恶的"脂肪，而选择碳水化合物，反而越来越胖，表明营养学的研究存在大问题。

只集中对某一个营养成分单独研究，化繁为简，将食物营养中的大环境分离开来研究。事实上，一个人并不靠单一食物和营养成分生活。食物的作用，会随着环境的改变而发生变化。认为吃某种食物对身体会有好处，是机械的观点，完全忽略了饮食的时间、地点和条件。

吃肉的故事

60 年代中国饥荒时，流传的一首《吃肉歌》，已记不清歌词，但内容是这样的：

> "要吃得干脆，吃得痛快！
>
> 嘴巴里塞一块，筷子夹一块，眼睛看一块，碗里留一块。
>
> 孩子妇女多时，先挑瘦肉吃，剩下肥肉还是自己的。
>
> 老人多时，先挑肥肉吃，剩下瘦肉还是自己的。
>
> 骨头上的肉不要啃干净，等吃完了再拿起来啃一遍。
>
> 吃完了到厕所里去呕吐干净，回来再吃一通。"

现在时代变了，人们都已不爱吃肉。餐厅里，"猪八戒"、"牛魔王"都让位给"海龙王",讲究吃海鲜、山珍,什么鱼翅、燕窝、猴头蘑、鲍鱼、海参。

忽略某个人的生活方式来研究其饮食习惯同样也是不科学的。希腊克里地岛吃大量的橄榄油,身体都很健康。研究者将此归功于橄榄油。但最主要原因,应是由于他们从事大量体力劳动,食用大量野生蔬菜,他们的热量摄入要比美国人少得多。

5. "健康盲"潜在的危机

某人曾利用患者欲治愈癌症的心理,设计所谓"排毒餐",并向患者兜售酵素,致使一名 23 岁患者林雅惠放弃正统治疗,导致其不幸死亡。家人以一纸状书告上法庭,此人获刑 2 年零 6 个月。据称,他至少骗了 67 人,其中 3 人死亡,诈骗金额超过 400 万元。他出版了《无毒一身轻》、《排毒餐》等书,稿费就拿了数百万。

现在举出此人的一些伪科学的言论:

"牛奶是给牛喝的,不是人喝的。"

"一天吃一个鸡蛋,后果就是心脏病。"

"可口可乐是冲厕所的。"

"白米饭没有生命。"

"蛋白质尽量只吃鱼。"

"早晨没有刷牙以前就喝水,尽量多喝。"

"患者别吃叶菜。"

"香蕉皮和芹菜叶都要吃,水果和蔬菜最好生吃。"

"每天吃一个红薯不得癌。"

其惊世骇俗的观点,受到许多人的追捧。他还说:不管是糖尿病、心脏病、高血压、癌症,几乎都是毒素长期累积的结果,吃了排毒餐就能长寿。他的排毒餐内容试举一例:

"糙米浸泡 4 小时,蒸熟后和熟地瓜拌着吃。"

专家批其歪理:排毒餐设计有偏差,使食物比例失衡,导致蛋白质和油脂严重不足。许多人刚吃了排毒养生餐后觉得不错，感觉身体变得轻而爽，但是吃了几个月后就出现体质问题，如精神不振、忧郁症、头晕、疲倦、血糖不稳等。

每人的体质不同，一个人的良药可能是另一个人的毒药，不要迷信哪一种食物可适用全部人。

被称为白薯王子的林某浪迹大陆，使湖北的白薯卖到了天价。

林某被请到电视台，和养生专家进行关于饮食的辩论。由于媒体的介入，书籍的畅销，大众对其掀起崇拜、迷信高潮，一些人被弄得晕头转向，忘乎所以。

从此事件可以看出，普通人的思想素质和分辨能力多么低下，出现了"健康盲"的危机。

另有其人

有其人打着中医的旗号出版了一本书，叫《把吃出来的病吃回去》，卖得特别火，并在电视上和公众媒体上推销他的食物养生之道，一时蒙蔽了不少广大群众，天价的门诊费还很不容易预约。他主要的骗术是将食物当成药物，因此在他的鼓吹下，将绿豆的价格抬得很高。

人们最大的认识误区是认不清楚食物、药物和毒物的界限。吃出来的病是指毒物（破坏人体的新陈代谢），吃回去是指药物（改善人体的新陈代谢），而实际上我们吃的都仅仅是维持人体新陈代谢的食物。

学会保护自己

食品法内容包括：添加剂、容器、包装材料、标准、管理、监督等，目的是为了防止食品污染和有害因素对人的危害。

我们每天到市场上选购食品，要养成观察食品标签的说明增加对自己健康的保护意识。根据《食品营养标签管理规范》的规定，食品营养标签，包括营养成分表、营养名称和营养成分功能名称。

首先标示能量和蛋白质、脂肪、碳水化合物、钠等4种核心营养素及其含量，此外，还可标示饱和脂肪酸、胆固醇、糖、膳食纤维、维生素和矿物质。

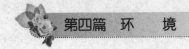

有些食品还可增加以下内容：

(1)健康申明，如低糖、低脂等；

(2)反式脂肪酸；

(3)是否转基因食品；

(4)增加的营养成分。

食品包装最重要的内容还有生产、销售商，地址，电话，生产日期，贮藏方法，保质期，生产批号，净含量等。

 四、过敏和免疫

由于免疫系统疾病的广泛性，在本书的其他章节中，曾经陆续地讲过有关免疫的问题。本章对免疫系统疾病作一个系统的综述，给出免疫系统疾病的全貌认识。

人体好比是一个独立的共和国，免疫系统好比是国防部，统率各兵种与疾病联合作斗争；还兼管安全部、内务部，协调统一人民内部矛盾，扭转矛盾，一致对付外来侵略。

 1. 充满了病原体的侵略世界

我们生活在一个充满病原体侵略的世界之中，它们无处不在。免疫系统任务繁重，组织严密。美国哈佛大学医学院博格尔博士认为：

"人体80%以上的疾病和免疫系统失调有关。"可见免疫系统对人体来说是多么的重要。艾滋病毒就是攻击了人体的免疫系统，造成了多么可怕的后果。

免疫系统失调，不仅是心脏病及癌症等众多严重疾病的真正祸首，同时也是抑郁、疲乏、胃肠病等许多一般健康失调的主因。

据台湾大学皮肤科医生指出，台湾有1/3的人正在受过敏之苦，包括气喘、过敏性鼻炎、异位性皮肤炎等。

这种情况并不只存在于台湾,而是人类社会当今的写照。7月8日,是世界卫生组织规定的"世界过敏日",钟南山院士说:中国已有2亿多人患过过敏性疾病。预计到2010年,全球人口患过敏症可达40%。

我们人类赖以生存的空气和食物(包括水),对人体来说,都是外来的侵入者,因为它们的蛋白质组成不同于人体。人体必然要反应,假如没有免疫反应的话,你一定不会活着。

过敏和遗传有关,这是人类进化过程中,人体所经历过的反应,代代相传的结果,但人体没有料想到人类社会进入20世纪后,发展竟然会这样快,令免疫系统措手不及。过敏和遗传的关系是,父母亲中一人有过敏疾病,孩子出生后,发生过敏概率约为1/3,如果父母亲两人都有过敏疾病,孩子过敏率是1/2到2/3。带有过敏基因,还要加上后天的环境因素,才会造成疾病。人体免疫系统,刚开始接触到过敏原时,要有一个认识和动员过程,最后才决定是否出手。

各地造成过敏的过敏原是不同的。台湾是个温热、潮湿的地方,他的过敏原依次是:尘螨、蟑螂、霉菌、动物毛屑。台大医院的医生,提出降低过敏性疾病,要从个人卫生做起:加强床具清洁;没有条件的话,勿用地毯或软垫;消灭蟑螂;防止发霉;限养宠物。

尘螨是一种肉眼很难看得见的小虫,自然界有5万种螨,能造成过敏的只有屋尘螨、粉尘螨、宇尘螨等几种。螨的躯体、脱皮、排泄物均有抗原性。人的皮肤脱屑和粮尘是螨的理想食料,所以在室内、褥尘和粮尘中常有螨的大量孳生。

过敏原无处不在,除了上述几种外,尚能举出以下常见的品种:

在黑暗的房间里,有一道光线射进来,在光柱中我们可以看到无数尘埃,像是星空一般。在尘埃中布满了毫毛、棉絮、羽毛、花粉、柳絮、蟑螂屎、狗毛等,空气中还有看不见的过敏原,如藻类、霉菌(例如青霉素、链霉素的过敏是人所皆知的;还有使食物酸败的各种霉菌、黄曲霉菌等)、泄漏的煤气、甲醛(建材中的油漆、黏合剂中挥发出来的)、橡胶、香水、指甲油、化妆品

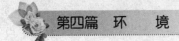

挥发物、染料、肥皂、汽车尾气,甚至包括屋内电气(如电视机、计算机等)散发出来的臭氧。

食品中的过敏原更是品种繁多,如海产品、乳制品、酒类等。

人体对环境的争战,好比是"过五关,斩六将"。免疫系统如果紧张兮兮,人的生存会变得很辛苦。

2. 历史和研究展望

在诺贝尔生理和医学奖的得奖题目中,有关微生物学和免疫学相关的发现和发明共有 15 项(24 人次),是医学研究的重点之一。在现医学研究项目中,神经和免疫是两大支柱,医学研究的重点已转向人体的协调和各器官的相互影响。

免疫学的历史,起源于微生物的发现。

(1)创建

1865 年,法国的巴斯德,在酒类发酵中发现了微生物;

1876 年,德国的科赫,发现了炭疽杆菌、伤寒杆菌和结核杆菌;

1890 年,德国的贝林,发现了感染病菌的人体中产生的抗菌成分,称为抗体;

1892 年,俄国的梅契尼科夫,发现了体内的吞噬细胞,提出了机体防御的细胞学说,推动了免疫学的建立,创立了细胞免疫学派。

德国的埃利希,运用化学反应解释免疫过程,建立起抗体理论和液体免疫学说。于 1896 年提出抗体形成的侧链学说。

(2)发展

——建立了免疫系统的防御体系,主要包括脾脏、胸腺、外周淋巴结和肠道淋巴组织,及多种免疫细胞成分(白细胞)。

——根据免疫系统对微生物的识别有记忆的特征,科学家制成功能够针对不同微生物的疫苗,例如白喉、百日咳、破伤风、艾滋病、流感等疫苗。

——在对肿瘤的治疗上,发明了"免疫细胞过继回输"疗法:是将机体的外周免疫细胞取出来,在实验室里进行大量扩增和活化,再回输给患者,可以增强患者的免疫功能,达到治疗的目的。目前已在黑色素瘤、肾癌、前列腺癌和某些淋巴瘤等治疗上,取得了良效。

——对自身免疫性疾病的认识。

——免疫诊断。利用抗体对靶物质识别的特异性和敏感性,达到测定某些微量体液成分和微生物的目的。例如:测定人体内分泌激素的含量,每毫升仅几个毫微克(ng/ml)就能够检测出来。在医院的各种体液检测项目中,约40%是利用免疫学的检测方法进行的。

——免疫治疗。通过提取、改造、人工合成和生物表达的方法制造出来的免疫生物制剂。例如:白细胞介素2(抗肿瘤)、干扰素(抗病毒)、各种集落细胞刺激因子(放、化疗后促进白细胞生长)、免疫活细胞成分(如 LAK 细胞、CIK 细胞、树突状细胞癌苗等用于抗肿瘤治疗)、抗体靶向类药物(如治疗乳腺癌的 Herceptin、治疗 B 细胞淋巴瘤的 Mabther、治疗关节炎的 Adalimumab 等)。

美中不足的是,这类药物大部分价格昂贵,不能大量应用。

(3)展望:免疫学在细胞因子、趋化因子、黏附因子、免疫细胞膜受体、抗体工程、细胞亚群等领域取得了令人瞩目的突破,但是尚有许多难题等待克服。

新的生物学技术应用于免疫学研究的有:单克隆抗体标记术,免疫转印技术,分子杂交技术,转基因技术、细胞融合技术等。还有新的用于免疫学研究的,尚有:激光共聚焦成像技术,流式细胞术,荧光探针技术等,均有新的突破和发展。

情绪活动对免疫系统的影响

大量研究表明:人是否感染疾病,很大程度上取决于个人免疫力的强弱,而个人免疫力的强弱又直接受个人情绪活动的影响。

(1)医学心理学的研究

情绪状态——研究表明,吃饭时的积极情绪状态,可以增加唾液中 A 型免疫球蛋白的分泌,增加免疫反应的水平。所以,在吃饭时,应避免不愉快的情绪。

情绪调节——改变自己情绪的能力因人而异,俗话说,就是想得开。想得开的人能够削弱应激事件对免疫功能的不利影响。例如降低艾滋病的致命性,出现抗癌英雄等事迹。

情绪宣泄——能够增强抗体和自然杀伤 NK 细胞的活动水平。通过书写或讲述来宣泄痛苦情绪,教徒的忏悔就是一例。研究证实,由于创伤或压力事件导致消极情绪的患者,经过情绪宣泄的指导和实践后,测定其血液中 CD4(辅助性)T 细胞比例下降,表明免疫功能有改善的趋势。

人活在世界上,经常处于受压力之中。人有应付压力的能力,身体会分泌压力蛋白去应付,但长期处于压力下,会降低免疫力,加速老化过程。如压力是短暂的,机体会分泌肾上腺素来应付,使心跳加快,手脚发冷。但是压力长期持续下去,大脑感受到外来压力时,下视丘脑会传递信号给大脑垂体分泌激素,去启发肾上腺制造压力蛋白及热休克蛋白。下视丘(H)——大脑垂体(P)——肾上腺(A)的联机称为 HPA,是糖皮质固醇调节系统。

(2)心理神经免疫学:《心理神经免疫学》是纽约罗彻斯特大学的心理学家,艾德(Robert Ader)博士在 1981 年命名的。在这以前,医学上认为大脑和免疫系统是两个独立自主的系统,不可能互相影响。然而,艾德博士和他的同事高亨(Nicholas Cohen)博士合作,得出的实验结果,使心理神经免疫学成为重要的学科。

临床验证,人类疾病有 2/3 与心理刺激、生活境遇有关,其中心身疾病占 1/3。

我们的精神,或者说心理状态,能够通过免疫系统来调节我们的身体健康。那些具有不良精神状态的人,会表现出紧张、焦虑、恐惧、悲伤等精神活动,促使我们的神经系统,释放出特殊的化学信号,作用于免疫系统和内分泌系统,使血液中的对抗外来病菌的白细胞数量大幅减少,因而使免疫功能受损和下降,最终导致机体的防御技能被破坏,各种病菌趁虚而入,疾病也由此产生。

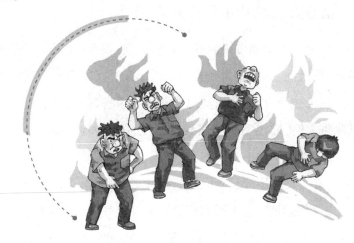

 人与致病微生物的军备竞赛

感染是由致病微生物引起的,分为细菌、病毒、真菌、立克次体、螺旋体、衣原体等。

关于细菌的构造和生理特性,大家都已知道得比较清楚,而对于病毒的构造特性知道得还不多,由于病毒对人类的危害,比细菌有过之而无不及,所以对病毒要有一个更深入的了解。

病毒是什么

病毒是一种非细胞性生物,它没有细胞壁、细胞膜等细胞结构。所有病毒均为寄生性,它不能独立进行代谢作用,只能在适合它的生物活细胞体内生长繁殖,它很小,在一般光学显微镜中是看不到的。

病毒的组成仅有核酸(RNA 或 DNA)构成病毒的核心,在核酸内储存着病毒的遗传信息,控制着病毒的遗传、变异、增殖和对人及动物的感染性。病毒有蛋白衣壳,能保护核酸避免被外界因素破坏。

病毒能引起的传染病有:各型肝炎、麻疹、狂犬病、流行性腮腺炎、脊髓

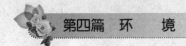

骨质炎、感冒和流行性感冒以及艾滋病等。

 1. 不应该忘记历史上的疫病大流行

历史上,危害过人类的传染病有:鼠疫、天花、霍乱、麻风、白喉、梅毒、斑疹伤寒、疟疾、狂犬病、肺结核等十数种之多,其中以鼠疫和天花危害最大。谢天谢地,天花已被消灭,这是人类对自然界斗争有限的几个胜利。

(1)以鼠疫为例,描述疫病的残酷性:首次鼠疫大流行发生于公元 6 世纪,起源于中东,流行于地中海沿岸,持续五、六十年,死亡总数近 1 亿人。

第二次大流行发生于公元 14 世纪,持续近 300 年,遍及欧、亚大陆和非洲北海岸,尤以欧洲为甚,意大利和英国的死者达其人口之半数。

美国出版了一本著名小说《琥珀》,其中有描写伦敦鼠疫大流行的情节:大街上空无一人,到了晚上,从窗口扔出无数尸体,凄凉铃声的收尸车,辘辘地滚过碎石马路。直到几个月后的一场大火,烧毁了伦敦的大部分建筑,老鼠也销声匿迹了。

第三次大流行始于 19 世纪末,至 20 世纪 30 年代,波及亚洲、欧洲、美洲和非洲 60 多个国家。死亡达千万人以上,当时已查明了传染源和传染途径,所以得到了有效控制。

(2)在传染病领域中的有功之臣

巴斯德——近代微生物学的奠基人,致力于人用疫苗的研究,创造"巴斯德消毒法"。

科赫——发现结核菌。

埃利希——从事感染及免疫力的研究。

弗莱明和弗洛里——发明青霉素。

杜马克——发明磺胺类药物。

琴纳——发明预防牛痘、天花的疫苗。

瓦克斯曼——发明链霉素。

塞麦尔维斯——用防腐剂消毒,克服产褥热的流行。

2. 滥用抗生素的祸害

我们的祖先都像是大肠菌,都是从 30 亿年的有机体及单细胞演化而来的,生命的本质就是要自找出路,传宗接代,希望不要太费力就能找到繁殖的地方,细菌也是这样。

人和病菌的斗争经历了数千年岁月,提升免疫力与抵抗力是最佳治疗策略,还要从改善环境卫生着手,增加生存空间。其次才是药物治疗。

20 世纪 30 年代,我们很幸运地发明了抗生素,以为病菌的末日到了。当抗生素达不到治疗目的时,便会加大剂量或寻找更猛烈的其他抗生素,否则就认为这个医生是饭桶。

美国疾病控制与预防中心指出,在 1972 年,一种葡萄球菌只有 2% 有抗药性,但到了 2004 年,这一数字达到 63%,有时还会造成无药可治的程度。

人与自然的关系其实很微妙。科技的发展在不断改变着我们的周围环境,同样,环境也会反过来给我们自身造成影响。

美国默克制药公司的专家指出,过去半个多世纪以来,世界上绝大多数的新型抗生素,都只是对原有的药物成分进行部分修改,几乎没有独立创新。他们从 25 万种不同的真菌类物质进行筛选,发现了另外一种不同的抗生素,有希望成为新药。

依目前的情况来看,人与病菌的"军备竞赛"将不断升级,永无终止。

不过,假如不解决人们滥用抗生素的问题,研制新的抗生素就好比为酗酒的人提供更好的白兰地酒。

细菌能够从基因材质(DNA)的突变或从其他细菌身上获取具有抗药性的基因来产生抗药性。根据"物竞天择,优胜劣败"的自然竞争规律,那些具有抗药性的细菌物种存活下来。

畜牧养殖业用抗生素(如过去已被淘汰的、廉价的土霉素、四环素、氯霉素等依然还有市场需要)提高产率的做法,使抗生素播满人间。细菌在这样的大环境下,更能提高它们的抗药性了。

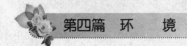

人们戏说：不干不净，吃了没病。这一直是医学上的悖论。但是"物极必反"，过于追求干净，对健康可能有害。其中一种说法是：越干净越容易过敏。

事实上，接触少量的过敏原、细菌或某些毒素，能使人体免疫系统始终保持高度警惕，从而使癌细胞在形成初期就得到抑制。接种疫苗就是利用这种原理。

3. 人类能战胜疾病吗

人体免疫系统的第一线就是皮肤黏膜的防护屏障，可以限制及防止有害病原入侵。第二线就是致病微生物入侵后，人体自身免疫系统的主动防御系统。免疫反应机制包括各种免疫细胞的作用。免疫细胞有淋巴细胞（T 细胞和 B 细胞）和多种白细胞（嗜中性白细胞、天然杀伤细胞和巨噬细胞、免疫球蛋白（抗体）、补体等组成。

巨噬细胞在平时，很容易将入侵者吞噬，当入侵者非常强大时，巨噬细胞会将其送给淋巴细胞处理。

T 淋巴细胞是免疫系统有效的攻击手，平日，这些 T 淋巴细胞主要驻扎在淋巴结的"兵营"中，要启动这些"慵懒"的士兵，要靠巨噬细胞提供抗原信息。巨噬细胞一旦发现入侵者，便马上将其送给 T 淋细胞，再送给并刺激能制造抗体蛋白的 B 细胞去制造抗体。抗体使入侵的细菌带上特殊的标志，以便专门的更大的免疫细胞去攻击它们，正常的细胞不受巨噬细胞的干预。

巨噬细胞怎样能够识别正常的自身细胞？原来每个细胞都有自己的"身份证"，即称为"主要组织兼容性抗原复合物（简称 MHC）"，没有 MHC 或外来的 MHC，就会受到攻击。一旦细胞被感染，便会将入侵者的异种蛋白送到 MHC 上并与之结合，变成"涂改过的"身份证，使自己成为被杀伤的首要对象。这个情节非常有趣，好比是这些被感染的细胞自愿为整体利益而牺牲自己。

免疫系统这一化学武器确实威力强大，它还包括几种特异性很强的抗体及一系列化学物质(又称补体系统),其中的五种专门攻击靶细胞在它们的膜上打孔,然后消灭它们。

致病微生物要从宿主体内获得生长和繁殖所需要的营养,第一步就是要设法进入宿主的细胞体内。它们的拿手本事就是伪装成送货的推销员,去叩开细胞的门户。例如狂犬病毒与乙酰胆碱结合后冒充成为一种激素;又如一种感冒病原的鼻病毒,与呼吸道内壁上淋巴细胞的附着分子(ICAM)结合,使淋巴细胞释放化学物质,大大地增加结合部位的数量,使鼻病毒有更多机会进入细胞门户。另一个诡计是改变自己的外衣,露出自己全新的表层蛋白,设法躲过免疫系统监视,从而逃脱抗体的攻击。

致病微生物不仅能够躲过宿主的火力进攻,它们也有自己的进攻武器。例如艾滋病毒(HIV)将抗原送给 T 细胞膜上的 CD-4 蛋白,HIV 与之结合并得以进入细胞内。

致病微生物可以通过喷嚏、咳嗽、呕吐和腹泻等宿主的生理反应,得到传播的机会。

我们在与病原微生物进行的一场不屈不挠的战争,从来也没有停止过。在 20 世纪人类消灭了天花病毒后,曾经欢欣鼓舞,并且预言第二个将被消灭的敌人是致小儿麻痹的病毒。但事与愿违,曾经奄奄一息的肺结核杆菌,现在又卷土重来,并且变本加厉地攻击人类。

因为细菌和病毒繁殖得非常快,所以它们也进化得十分快。细菌一天的进化可以与我们一千年的进化相当。通常,流行病对人类基因库的影响极小,而对病原的特征却有巨大的变化。

20 世纪发现的抗生素是人类战胜病原菌的有力武器。抗生素原来是多种霉菌与细菌之间互相竞争、攻击对方的化学武器,它们是亿万年的进化而形成的化学物质而被人类利用。但只经过了半个世纪左右时间,病原微生物就已经演化出抵抗抗生素的本领。以葡萄球菌为例,在 1941 年,所有这种细菌都可以被青霉素杀死;到了 1944 年,就发现有抗药菌株的葡萄球菌;到现在,几乎95%的葡萄球菌株都对青霉素有一定程度的抗药性。20 世纪

50年代发现的半合成甲氧青霉素可以杀死这些抗药菌株,它又很快就变得无能为力了;20世纪80年代的环丙沙星曾经给人抱有希望,但现在发现已有80%的葡萄球菌对其有抗药性。

科学家不断地努力,相继开发出一个又一个的抗生素:阿莫西林、红霉素、阿齐红霉素……看来,我们对病原微生物的战争,很不容易保持现有的名次,没有尽头。

不幸的是,我们尽管没有随意吃过抗生素,由于各种原因,在日常生活中我们曾吃了喂过抗生素动物的肉类、鸡蛋或牛奶等食物,从而使人体吸收小剂量抗生素而面临着要重新选择新的抗生素来对付抗药性菌株的风险,人为的污染使我们降低了抵抗疾病的能力。

现在治疗细菌感染所面临的问题是细菌对抗生素有了抗药性。病毒的代谢机制和细菌不一样,因此病毒不受抗生素的控制,但对付病毒,我们仍然有更多的工作要做。

地球上所有的物种都有自己的生存和发展(或进化)的规律,人类不大可能根据自己的爱或恶来选择其他物种的存在与否,例如鳄鱼或蟑螂早已存在于千亿年前,比人类早得多。从现在的生态环境来说,消灭鳄鱼很有可能,但是想消灭蟑螂似乎不大可能,消灭细菌根本不可能。

人类要不要敬畏大自然？或者要大自然向人类俯首称臣？答案是很明显的。

六、锦上添花

1. 笑话和幽默

八宝芋泥的故事

有一次,林则徐出席洋人宴会,席间,洋人端出一种冒烟的"小菜"。林则徐用汤匙舀起,放在嘴边吹吹,引得满堂大笑,原来这是冰淇淋。过几天,林则徐回请那帮洋人，席上摆着一大盆乌油晶亮，散发着香气的佳肴，洋人好奇地拿起汤匙舀起一大块往嘴里送，不料他们被烫得暗暗叫苦不迭。这种"八宝芋泥"是用荔浦芋头蒸熟后捣碎，加上猪油、白糖、冬瓜霜、红枣、花生、桂花露，放在盆内蒸熟而成。由于蒸熟的芋泥表层蒙着一层猪油，而里面的蒸汽热度很高，看不出来，因此洋人们被烫着了。

汤圆和饺子的故事

洋人在中国吃了汤圆，他们搞不清楚馅是怎样包进去的。过几天，又吃了饺子，说道："几天不见，你怎么又长了两只耳朵！"洋人在中国学会了包饺子的技术，回去想显露一番，约请了几位朋友来吃他包的饺子。但是饺子统统成了"片儿汤"。洋人打电话请中国人求教，原来他是将饺子冷水下锅的。

不药自愈的故事

医生给患者开好了治疗药的处方，说："请将这个处方收好，每天服一次，连服三天，病就好了。"

患者回到家中，将处方仔细地裁了三张，每天按时吃其中的一张。

3天后，他的病居然就好了，这完全符合"不药自愈"的原理。

胖女人减肥的故事

胖女人想要减肥，决心去看医生。

"你最轻的时候有多重？"医生问。

胖女人不假思索地回答："刚出生时3.5公斤。"

 2. 吃鱼的故事

孟子爱吃鱼，他关于鱼和熊掌的议论是谁都知道的。马克思也爱吃鱼，住在靠海的人都爱吃鱼。但你知道吗，为什么鱼好吃？吃鱼有什么好处？应该怎样吃鱼？要说出一番道理来，而不是人云亦云，这就不是那么简单了。

人和鱼的关系，从盘古开天辟地以来，就结下了不解之缘。生命是在30亿年前从大海开始的，人类的祖先从海洋爬上陆地后，就和鱼类的进化分道扬镳了。但是至今每个婴儿在出生前都必须有 10 个月在类似海水的水中生活。人的腹肌构造有点像鱼肉的横纹肌。由于现代科学的发达，许多科学家都在提出：人类要返回海洋，要向海洋索取许多东西，其中之一就是食物，海洋食物中最重要的就是鱼！

从简单地吃鱼到科学地吃鱼，这中间有许多的进展和故事，请看下面：

关于 DHA（二十二碳六烯酸）的有趣的故事

英国营养化学研究所的麦克·克罗夫特教授，于 1990 年 10 月 17 日，在东京举行的"国际二十二碳六烯酸(简称 DHA)研讨会"第一次发表如下的论点：

"大量吃鱼能提高儿童和成人的智力商数。

DHA 不足将造成脑发育障碍。

在陆地上的动植物中没有 DHA，DHA 只存在于鱼类和贝类体内。"

克罗夫特教授的讲话内容令人震惊，使鱼的身价大幅提高。

早在 1972 年，克罗夫特教授就曾发表过他的研究成果，指出：缺乏必需脂肪酸(DHA 等)，将造成大脑发育障碍。以后，许多欧美等国科学家相继实验，都证实了克罗夫特教授的论点。在 1989 年，克罗夫特教授和另一名研究者合写了一本名叫《原动力》的书，书的内容是：饮食习惯对人类的诞生起了很大的作用，书中指出："人类祖先由于摄取以鱼为主的水产品，因而使人类大脑逐渐发达。"

DHA 是鱼油的成分之一，根据各种鱼类的品种不同，其 DHA 在鱼中的含量约占 1% 不等。而成熟的哺乳动物(包括成年人)的大脑脂质中含有 1%DHA，这两个数字，就把吃鱼和对大脑的发育联系起来了。但问题不是这样简单，其中有许多数据和环节联系起来，才能说明吃鱼健脑的结论。

为了说明问题，需要略为详细却有些枯燥的叙述，要耐心地读下去：

DHA 取其英文名称 Docosahexaenoic Acid，的首字母缩写而成，意思是二十二碳六烯酸，或简称为 $C_{22}:6.n-3$。DHA 属于不饱和脂肪酸中的一种，是具有六个双键的高度不饱和脂肪酸。

不饱和脂肪酸在结构上有两种类型,即 n-3 和 n-6。n-3 是在第三个碳原子上连接一个双键,n-6 是在第六个碳原子上连接一个双键。

常见的、属于 n-3 不饱和脂肪酸的有亚麻酸、EPA(二十碳五烯酸)和 DHA(二十二碳六烯酸)。属于 n-6 不饱和脂肪酸的有亚油酸、花生四烯酸。这二族不饱和脂肪酸不能互相转化,也就是说,DHA 不能转化成亚油酸,亚油酸也不能转化为 DHA。它们在人体内所起的作用有很大区别,这就是为什么我们必须要从鱼和鱼油中摄取 DHA 的缘故。

DHA 可以提高大脑的功能、增强记忆力、防止大脑衰老等。使头脑变聪明的主要是 DHA,其他的 n-3 类,如亚麻酸和 EPA 等几乎不具备这种功能,在大脑中也不存在这样的不饱和脂肪酸。有些原因还没有全部搞清楚,知其然,而不知其所以然。

为什么 DHA 只存在于鱼体内和海洋中的某些贝类动物,而在其他动物油脂和植物种子中却一点也没有? 这要从自然界的生态循环来分析:海洋中有许多悬浮于水中的微小藻类,叫做浮游植物,在他们的体内含有亚麻酸。这些藻类是海洋中浮游动物的食物,如变形虫、鞭毛虫等。浮游动物吃了藻类中含有的亚麻酸后,在体内转化成 DHA 和 EPA。然后就像奶奶讲故事似的:人类吃大鱼,大鱼吃中鱼,中鱼吃小鱼,小鱼吃浮游动物。自然界中的 DHA 就成为人体内的 DHA。人体内的 DHA 通过血脑屏障进入人脑中。

亚麻酸和亚油酸通过肝脏也能转化成 DHA 和花生四烯酸,但总不如直接去吃 DHA 更好。

鱼油中含 DHA 的比例是不同的,下面依次由高到低将含 DHA 的常见鱼类列举于下:金枪鱼、狮鱼、秋刀鱼、鳝鱼、沙丁鱼、鱼卵、虹鳟鱼、青鱼、鲑鱼、鳗鱼、花鲫鱼、带鱼、鲣鱼、鲤鱼、鲈鱼、比目鱼、章鱼、墨鱼、牡蛎等。

中国民间有个习俗,即怀孕妇女要喝鲫鱼汤,这是有科学道理的。不仅如此,孕妇最好是将鱼作为常吃的食品。要烹饪得美味些,花样要多些,才能不损食欲。母亲血液中的 DHA 可通过胎盘,在绒毛间隙进入胎儿的体内,供给胎儿大脑发育。

当婴儿开始吃辅食时,就要注意加用鱼做的美味食物。特别是对5～6岁时的学龄前儿童,要给他们补充大量DHA,因为这时候就要开始用脑了。非常有意思的是:母乳中含有DHA,而牛奶中没有,这也是现代特别强调人乳喂养的原因之一。如果没有条件人乳喂养,就要注意在婴幼儿的牛奶中加入只有在人乳中才有的营养物质,DHA就是其中之一。日本明治乳业公司从1987年开始制造强化DHA奶粉。目前市场上出售的是第二代强化DHA奶粉。这种奶粉,是在100克奶粉中加入70毫克精制鱼油,当奶粉在食用时调成14%的浓度,相当于100毫升奶液中含有9.8毫克DHA。

对初、高中学生,特别是初三和高三毕业班的学生,要补充脑力劳动的需要,要多吃鱼。

老年人也要多吃鱼,因为吃鱼可以防止老年人痴呆症。根据现代研究,老年人痴呆有两种主要原因,一种是脑血管障碍,另一种是退行性脑变性。后一种原因可以用吃鱼来防治。痴呆老人的脑细胞有部分死亡,如果大量摄入DHA,可以使残留下来的脑细胞存活并发挥作用。根据目前的实验来看,这是一项很有希望的治疗方法。

在对以鱼为主要食品的因纽特人的研究中,发现他们很少患癌症(特别是妇女不得乳腺癌)、心血管病、哮喘、风湿病和各种炎症。进行长期研究的结果,发现这是由于因纽特人经常吃鱼,摄取的DHA可抑抑制体内前列腺素E_2和前列腺环素的作用,从而减少了相关疾病的发生。

鱼油的知识

鱼油是从鱼类中提取得到的脂肪物质,富含n-3的(即第三个碳链上有一个双键系列,另一个系列是n-6,这两个系列互相不能转化),多不饱和脂肪酸。植物油中也含有多个不饱和脂肪酸,但是他们每个分子中不饱和键只有2～3个,而鱼油中的不饱和键可以有4个、5个甚至6个。例如鱼油中含有十八碳二烯酸、十八碳三烯酸、二十碳四烯酸、二十二碳六烯酸等。鱼油中最关键的多烯脂肪酸是前面提到的EPA和DHA,这两者都是人体中很重要的必需脂肪酸,一般情况下在体内含量极少。然而n-6系列多烯脂肪酸在体内则较多,以亚油酸和花生四烯酸为代表,他们可以从植物油中获得。但是 n-3 系列多烯脂肪酸需要从以鱼和某些海洋贝类动物为代表的鱼体和鱼油中获得。这一类脂肪酸除了 EPA 和 DHA 外,还有 γ-亚麻酸,也是常见的多烯脂肪酸,可以从植物油中获得。

我们可以简单地将 n-3 系列多烯脂肪酸的生理活性作用叙述如下:

1. 可以调节血脂:n-3 多烯脂肪酸可降低在体内能使动脉粥样硬化的低密度脂蛋白和甘油三酯水平,同时能升高抗动脉粥样硬化作用的高密度脂蛋白水平。

2. 具有抑制血小板聚集,预防血栓形成和保护脉内膜的效应。

3. 能降低血液黏度,增强红白细胞的可塑性,改善微循环。

4. 能扩张血管,降低血压。

此外,还可提高智力商数和健脑功效。

最近,美国的几位科学家都不约而同地发现,鱼油对改善早产婴儿的视力有突出功效。由于婴儿出生时缺少脂肪的积累,出生越早,脂肪越少。早期视觉输入的限制可永久性地改变大脑皮质视觉区的发育和组织,因此即使暂时的视力降低也会导致视力的永久失常,而且这种损害一时难以察觉,等到婴儿长大成人就晚了。虽然人类能用食物中的另一类脂肪酸合成 DHA,但由于婴儿的合成能力有限,需要经过几个月才能合成少量的 DHA,因此某些科学家认为,DHA 应作为婴儿的一种必要营养物质。医学界有关人士认为,鱼油可延长妊娠,防止早产。

随着对其机制的阐明,鱼油作为一种高营养价值的保健食品在全世界备受推崇。鱼油也已制成各种制品和剂型。因为鱼油含不饱和双键,所以对光、氧、热等因素不稳定。鱼油制品必须要解决这个问题,否则在储存和运输过程中会变质。将鱼油粉末化是一种可行的方法。国外采用粉末化的方法是用微囊包裹鱼油微粒或加入各种添加剂后喷雾干燥而制成。这种粉末化鱼油,具有颗粒均匀、无鱼腥味和溶于水的特点。可以将此种鱼油作为食品添加剂和强化剂,制成乳制品、蛋黄酱、冰淇淋等。

据报载,我国已开发成功鱼油制剂,商品名为多烯康(EAP),可以用来抑制动脉硬化的发展,甚至有一定的逆转作用,这主要是因为它能轻度改变血小板凝聚力,降低动脉壁环产生的前列腺环素样物质,以及减少血小板与血管壁之间的相互作用。老年人经常服用可预防或推迟动脉硬化的发生,效果不错。

鱼的蛋白质

鱼类蛋白质的氨基酸组成,与人体组织蛋白质组成相近,含有人体必需的各种氨基酸,其生理价值较高,是优良的蛋白质。鱼肉的肌纤维比较短,是由肌纤维较细的单个肌群所组成,在肌群之间存在着相当多量的可溶性成胶物质。鱼蛋白质组织结构细微而松软,经煮熟后,损失水分只有 10%～30%。所以鱼肉细嫩,容易被人体消化吸收,其消化吸收率可达 87%～98%,故很少听说有人因吃鱼而腹部胀满和消化不良的(与牛肉相比较)。同样是生活在海洋中的哺乳动物鲸鱼,其肉就没有鱼肉的特性,有点像牛肉那样。鱼肉非常适合儿童、老人和体弱多病者食用。

雄鱼的精巢称为"鱼棉",颜色很白。通常的鱼棉和鱼卵都可以食用,有特殊风味。在鱼棉中含有一种特殊的碱性蛋白,称为鱼精蛋白。这种蛋白与核酸结合成核蛋白,是组成精子头部的主要物质。碱性的鱼精蛋白可与酸成盐,可以溶于水中,加热也不凝固。利用这一特性可将其与其他蛋白质分离开来。

鱼精蛋白具有喜欢与其他物质结合的性质,利用这个特点,在医药上有广泛的用途。例如可与胰岛素结合形成络合物,这种络合物在人体内可以缓慢释放出来,延长了药效作用。给糖尿病患者注射鱼精蛋白锌胰岛素,只要每天一次,就能维持体内药效浓度。另一个用途是,鱼精蛋白可以和肝素的硫酸基相结合,使肝素很快失去抗凝活性。医院都用鱼精蛋白来抵消肝素的抗凝作用。此外,鱼精蛋白还有止血的功能。

鱼的蛋白质还有一种功能,是肉类蛋白质所没有的,就是鱼的蛋白质中含有钙和钾,能促使血压下降。因此,鱼体内的蛋白质有排盐的作用,排盐的同时就能降低血压。

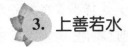

3. 上善若水

地球是宇宙中最漂亮的星体

在太空中看到的地球,是蓝得耀眼的、美丽得令人窒息的精怪,没有一个星球能够比得上她的婀娜多姿。地球的美丽,来源于覆盖在表面的70%的水。水分子是由一原子氧和二原子氢组合成的最活泼的家庭,氧和氢同样是两个活泼的元素。水是它们最奇妙的结合形式。

哺乳动物来源于水中,人类也是如此。人的受精卵生活在子宫的羊水中,人天生就会游泳。鸟儿的祖先也来源于水中。

水是人体中最重要的营养物质

水分子是极性和非极性的复合体,所以它是最好的溶剂。人体中稀有元素和微量元素的分布,接近于地表的元素分布,证明人类进化的轨迹和地球的演化相吻合。地表的元素和海水的成分密切呼应。

水是人体最重要的营养物质,因为水太普通了,所以人们不认为水是一种营养成分。随着科学的进步,水对人体的重要性,越来越受到重视——要知道,人体有70%是水!《红楼梦》中曹雪芹依托冷子兴说:"男人是泥做的,女人是水做的。"实际上男人也是水做的。

对水有以下的认识:

心善人轻,水好血净。

药补不如食补,食补不如水补。

水是百药之王,水是营养之首。

阳光、空气、水和运动,是生命之渊。

因为水是一切营养物质的溶剂,人体中所有的营养物质都溶解在血液里,血液带动到各个器官的细胞中。水在进入到细胞中以前,要经过不同器官的27道过滤机构,才能进入到细胞内部。因此,我们不需要去喝最纯净的蒸馏水;也许恰恰相反,长期喝蒸馏水反倒有害,因为这样不仅丧失了天然水中含有的营养成分,还可能使人体的过滤机构荒废不用、功能逐渐衰退。但是不洁净的水若超过了人体过滤机构的负荷,就会生病。

如何喝水,也是一门学问:每天喝水总量在1500～2000毫升;随季节、温度、体况、时间等因素而有变化。不要等口渴了才喝水,口渴了表明身体细胞内的水缺少了。

早晨起来可以多喝些,可以活血,降低血液黏度;晚上少喝些。

品茶只能润喉。每次喝200毫升水才能浸润全身细胞。但是"牛饮"也不可取。

水分子是链状结构,如果水不经常处于活动状态,而是长期静止,这种链状结构会不断扩大,就成了衰老的"老化水"。中国人喜欢喝烧开的温开水,使水活化,有利健康。

果汁、咖啡、茶水、汽水、各种饮料,这些不是饮用水。真正日常喝的水是自来水、天然水、矿泉水、井水等。

招待客人时,老北京人要呈上一杯沏好的花茶。现代人要送上一杯咖啡、果汁。

外地人笑话上海人"很抠门",招待客人往往送上一杯白开水。现在人们逐渐讨厌含糖饮料,茶水也不是人人喜欢,而白开水最实在。

上善若水

老子《道德经》第八章:

"上善若水。水善利万物而不争,处众人之所恶,故几于道。"

水能以柔克刚,无坚不摧。避高趋下,未尝有所逆。深不可测,善为渊也。滋养万物,洗涤污浊。水的德行,最接近于"道"。

有人说:"最重的滋味是情,最浓的色彩是淡。"这些特性,水都具有。

《庄子·山木》:"君子之交淡若水,小人之交甘若醴。君子淡以亲,小人甘以绝。"

水的情是什么

1987 年,法国科学家杰克·班伯尼用实验证明,水有记忆的功能。

日本的江本胜悟出,雪花的结晶体是独一无二的,亿兆粒的雪花,没有两粒的图案是完全相同的。全世界各处的水结晶,也是没有一处相同的。

1995 年,日本神户大地震后,日本 IHM 综合研究所所长江本胜博士,对神户的自来水做结晶实验,发现当时水的结晶,显现出分崩离析,丑陋不堪。

3 个月后,江本胜再做实验,发现神户的水结晶是美丽的,有如雪花般迷人。接着,开展了一连串的水结晶实验。水结晶的形状与对外界环境发生巨大的变化呼应着,由丑陋的扭曲状态到美丽的六角形。

联想到人,人是由 70% 的水构成的,存善念或邪恶,能够影响人体中水的结构,人的物质和精神,是存在的两个方面,是一体的。

1997 年 2 月 2 日下午 2 点钟,江本胜邀请日本各地的 500 人,向放在实验室里的一杯水发出"爱的信息",结果这杯水的结晶变美丽了。这个事实使摄制组的全体成员被感动得泪水盈眶(这个实验的具体细节,可以在互联网上检索到)。

从这里可以得到一个清晰的结论:净化世界依靠我们自身的善念。

同时可以联想到,人类过分地倾向肉食,用大量的粮食去饲养动物。牲畜被斩杀时多么痛苦,所以毒素流遍动物全身,肉食比蔬菜的毒素要多很多,这说明,为什么现代社会的怪病会层出不穷。

神秘的水

有一个称作姆潘巴(Mpemba effect)现象的千年谜团:

姆潘巴向他的老师提问:为何煮沸的水结冰的速度反而更快? 但老师认为,他一定是弄错了,或是瞎想出来的。直到这位老师亲自做实验,才注意到这一反常现象。自从发现了这个现象,全世界的科学家,始终不知道正确的答案是什么。

英国皇家化学会近日公布,悬赏 1000 英镑,奖励给任何能够对这一现象给出最佳解释的个人或团体。提交答案的截止日期是 2012 年 7 月 30 日。

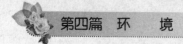
还有存在于宝石中的结晶水也很神秘。

到目前为止,专门研究水的著作已不计其数。看样子,关于水还有许多解不开的谜团。深奥莫测的水啊!

"热血沸腾"是形容血液中的水在常温状态下,由于情绪激荡而达到"升华"的状态。也许是一种人体的"特异功能吧!"

给我一粒种子

"人往高处走,水往低处流。"

水有自己的上帝,不听命于人类的上帝。

水说:"给我一粒种子,我就去改变全世界。"

太阳将水蒸发,提携水飞向天空,但是水不肯再上升了,找个理由变成云彩,最终降落在地面。

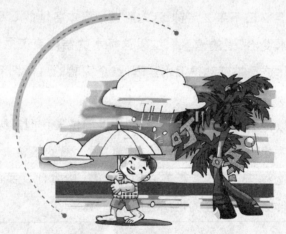

变成的云彩各种各样,有:

卷云——像羽毛、绫纱;

积云——像棉花团;

层云——像毛玻璃;

雨层云——雨雪开始下降;

积雨云——马上就会下暴雨。

云有各种光彩:

晕——里红外紫；

华——里紫外红；

虹——彩色圆弧；

霞——云层变红。

云可以变成各种类型的水分子：雾、雨、雪、霜、雹。

形成的雨有：

气旋雨——有锋面雨，非锋面雨，是各季节降雨的主要原因，如中国江南的梅雨；

地形雨——如高山地区的雨；

对流雨——多发生在夏季；

台风雨——热带海洋形成。

雨有：毛毛雨、小雨、中雨、大雨、暴雨、大暴雨、特大暴雨。

为什么西藏的云彩特别漂亮？

我们看到许多西藏的摄影、图片和画作，被其中的云彩所倾倒。

世界屋脊上空的云，是其他地方不能比拟的：飘逸、自在、洒脱、多情、绚丽、宽容，是一道迷人的风景。

在碧蓝的天空下，云彩无比奇妙，一逝不再，永不重复。天空蓝得像新娘的婚纱，白云如纯粹的感情，有如女人的心，纯洁善良，多愁善感，捉摸不定，独具魅力，留下无比遐想。

有人说："西藏归来不看云。"西藏的云，在雄山沃原之上，仪态万方，为这块硬朗的土地增添了一丝柔软。西藏的云，来自高山冰晶的水滴，经过强阳光的折射，形成了奇妙的混合感觉。

在西藏，过的是云上的日子，不像在有些大城市，每天生活在风尘恶雾之中。

曾见过加拿大东部地区天空的云彩是非常美丽而富有诗意，原因是：加拿大东部地区是一片广大的丘陵地带，地势起伏，延绵不断的森林和草地。加拿大北方是幅员辽阔的北极地带，北冰洋蕴藏着巨大的水资源。冬季的雨雪,融化后形成大大小小的湖泊、沼泽、湿地。经过夏季的太阳蒸发,形成的云彩也像天上的湖泊那样,多姿多彩,十分温柔美丽,不像海面上形成的像大海般的大片乌云密布,造成台风、暴雨般强烈天气。美丽的云彩形成的雨露,滋润着大地,被覆盖着的茂密植被所吸收,形成良性循环,水土保持得很好。这是一片被上帝所眷爱的土地。秋天的红叶,犹如被打翻的调色板那样,非常养眼。

这就是为什么傍晚时的天空云彩显得如此美丽多情的缘由,客观的原因造成主观的想象,组织成仲夏夜之梦的神话。

瀑布是水的精灵

最能体会水所带来的温柔宽大的胸怀,是听门德尔松的名曲《平静的大海和幸福的航行》所带来的欣快感受。海边和沙滩是度假首选之地,和水亲密接触,是舒缓紧张神经的有效措施。

水除了温柔、亲和的一面之外,还有激烈、奔放的一面,瀑布就是例子。你不能想象,无数的水,从万丈深渊跌落下来,会造成什么样的情绪激动,除非你亲自体会一下。我曾两次进入世界上最壮观的尼亚加拉大瀑布的现场之中,坐船与瀑布零接触去体验。

上船的时候,每人发一件宽大的雨衣,可将全身严密地包裹起来。船从维多利亚女王公园出发,先经过婚纱瀑布的下方,让你事先领略一下水雾中的乐趣,然后径直向马蹄形瀑布的中心驶去。船身随着水的波浪和旋涡轻轻地震荡,头顶上笼罩在化成小雨点般的水雾中,船沿下是汹涌的波涛。在水分子雷鸣般的碰击声中,人的头脑被雾化成一片空白,没有了记忆,没有了理性,不分过去,也没有将来,只有现在的存在,与水不可分离的存在;人已经被水化了。

世界上有各式各样水的存在,但是瀑布是水的精灵。

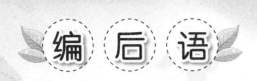

编后语

现在社会上发生了许多严重的医患冲突，一个值得深思的社会问题，已经超出了医疗体制的矛盾。

医生说："我只了解疾病，不甚了解病人。"

患者说："我对自己的病，比医生所知道的还要多，还要正确。我希望医生要多听我的意见。"

医生最不喜欢病人自己出主意，他们先给医生上一课，内容包括书上看到的、网上查到的、某某医生是这样说的。

疾病没有趴下，先是将医生趴下了。

现在受过教育的人多了，对医疗一知半解的人也多了。不少人在许多医院和医生间辗转看病，直截了当把自己的听、说、看到的都倒给医生，先入为主误导医生的判断，不尊重医生的劳动，挑医院，还要找关系。

说到底，这些问题是与本书中所说的亚健康和精神问题有关。据不完全统计，成人中有70%属于亚健康，15%是健康的，真正的病人只占15%。世界卫生组织将健康定义为，不仅仅是身体健康，而且也是精神健康的人。

大脑主宰身体一切器官。健康迫切的问题是大脑健康，所谓心态第一的思想。这是本书要告诉大家的。